国际工程科技发展战略高端论坛

International Top-level Forum on Engineering Science and Technology Development Strategy

中国工程院
CHINESE ACADEMY OF ENGINEERING

中国分子诊断技术

ZHONGGUO FENZI ZHENDUAN JISHU

CHINA MOLECULAR DIAGNOSTIC TECHNOLOGY

高等教育出版社·北京

内容提要

分子诊断是指应用分子生物学方法检测患者体内遗传物质的结构或表达水平的变化而做出诊断的技术。随着生物学技术的不断进步，分子诊断进入了高速发展阶段。在不久的将来，分子诊断技术以其显著优势和巨大潜力，必将成为保障人类健康的最重要的高科技手段之一。为此，中国工程院2015国际工程科技发展战略高端论坛——中国分子诊断技术暨第六届中国分子诊断技术大会围绕“出生缺陷精准预防与诊疗”“遗传与分子诊断新技术、新方向”“肿瘤精准诊疗”“个体化医学检测管理与发展趋势”等主题，就分子诊断领域的发展和未来趋势展开讨论与交流。本书精选了该论坛中八位国内外知名专家的报告，内容涉及单细胞基因组学、我国精准医学的历史与未来、儿童神经系统遗传病、欧洲遗传学研究面临的新挑战等热点问题。

本书是中国工程院“中国工程科技发展战略高端论坛丛书”之一，可供从事分子诊断领域的专业人员包括医务人员、科研工作者以及管理人员参考，也可作为分子诊断相关专业本科生和研究生的参考书。

图书在版编目(CIP)数据

中国分子诊断技术 : 汉英对照 / 中国工程院编著.
-- 北京 : 高等教育出版社，2018.4
(国际工程科技发展战略高端论坛)
ISBN 978-7-04-049365-8

Ⅰ. ①中… Ⅱ. ①中… Ⅲ. ①基因诊断-中国-汉、英 Ⅳ. ①R446.7

中国版本图书馆CIP数据核字(2018)第018408号

总 策 划　樊代明

策划编辑　黄慧靖　　责任编辑　朱丽虹

封面设计　顾　斌　　责任校对　刘娟娟　　责任印制　韩　刚

出版发行　高等教育出版社
社　　址　北京市西城区德外大街4号
邮政编码　100120
印　　刷　北京汇林印务有限公司
开　　本　850mm×1168mm　1/16
印　　张　8.25
字　　数　140千字
购书热线　010-58581118
咨询电话　400-810-0598

网　　址　http://www.hep.edu.cn
　　　　　http://www.hep.com.cn
网上订购　http://www.hepmall.com.cn
　　　　　http://www.hepmall.com
　　　　　http://www.hepmall.cn
版　　次　2018年4月第1版
印　　次　2018年4月第1次印刷
定　　价　80.00元

物 料 号　49365-00

目　录

第一部分　综　　述

第二部分　主题报告及报告人简介

CONTENTS

Part Ⅰ Review

Part Ⅱ Keynote Speech

第一部分

综　　述

综　述

中国工程院2015国际工程科技发展战略高端论坛——中国分子诊断技术暨第六届中国分子诊断技术大会，于2015年8月26—28日在贵州贵阳国际会展中心召开。本次会议由中国工程院医药卫生学部主办，由贵州医科大学、贵阳综合保税区管理委员会、清华大学、生物芯片北京国家工程研究中心和中国医药生物技术协会生物芯片分会承办，由中华医学会检验分会、中国医院协会临床检验管理专业委员会、中国医师协会检验医师分会、全国生物芯片标准化技术委员会、中国高科技产业化研究会、美洲华人遗传协会（ACGA）共同协办。来自中国科学院、美国国家科学院等机构的30余位国内外著名的院士、专家、学者和近千名医学界人士及企业代表齐聚贵阳，展示了最新的研究成果并交流经验，以期推动行业的发展。

会议围绕"出生缺陷精准预防与诊疗""遗传与分子诊断新技术、新方向""肿瘤精准诊疗"和"个体化医学检测管理与发展趋势"四个议题，共进行了17场大会报告、3场技术讲座、11场卫星会议讲座及圆桌论坛。在大会开场报告中，美国国家科学院、工程院和医学院三院院士，美国总统科学顾问，美国系统生物学研究所所长Lee Hood重点介绍了P4医学（预测性、预防性、个体化、参与性）的理念、研究成果以及未来的发展趋势，提出了将病后护理转变为全程保健，推动疾病预防和健康维护方法的创新理念，指明了加强学术成果产业化和建立新型健康科学公司是未来精准预防与诊疗领域的发展趋势。

在"出生缺陷精准预防与诊疗"主题会场，美国国家科学院院士、哈佛大学化学与化学生物系讲席教授、北京大学生命科学学院长江学者讲座教授谢晓亮教授，介绍了新一代测序技术，即单分子技术在出生缺陷精准预防与诊疗方面的应用前景。北京协和医院妇产科副主任、主任医师边旭明通过详实的统计数据和案例，描述了我国出生缺陷所面临的严峻状况，并对该问题提出了深刻的见解。美国医学遗传学学院院士、美国华人遗传学家协会前会长、哈佛大学医学院波士顿儿童医院子公司Criatas Genomic联合创始人及基因组医学首席科学家、复旦大学特聘教授吴柏林教授在其题为"基因组解析大数据的系统分析和精准解读"的大会报告中，介绍了高通量基因组如何通过大数据分析应用于临床精准诊断，并通过多个成功的临床案例讲解了数据系统分析和结果精准解读的全过程。

在"遗传与分子诊断新技术、新方向"的主题会场，程京院士做了题为"中国精准医学：你的技术系统在哪里？"的报告。报告就我国精准医学的历史与未来、精准医学的相关工作如何在我国更好实施以及我国的技术和系统如何构建等方面的问题与参会代表进行了交流。报告以肝癌为例，提出针对不同的疾病和疾病的不同发展阶段，首先应该建立精准的综合检测和诊断平台的理论体系，综合中西医、结合精神和肉体、通过物理和化学的手段适时地选择组合性方案，对没有发生的疾病、即将发生的疾病和已经发生的疾病实施精确的预防、打击和管控。程京院士的精彩报告得到了与会专家的一致认可。教育部长江学者特聘教授、中国医学科学院北京协和医学院基础医学研究所医学遗传学系主任张学教授，在其报告中用大量的实例介绍了单基因病中的致病突变，并强调 NGS（新一代测序）技术可以迅速广泛地用于遗传病的分子诊断。

在"肿瘤精准诊疗"主题会场，美国国家医学院院士、美国总统生物伦理委员会成员、哈佛医学院遗传学系 Paul C. Cabot 讲席教授、布列根和妇女医院医学系 Raju Kucherlapat 教授，通过实例展示了精准医学是如何在癌症等遗传性疾病的诊疗中发挥作用的。他认为，全面了解所有的基因变化将有助于开发癌症的准确治疗方法，NGS 可以替代不同的方法对肿瘤进行测序，从而更好地对癌症进行诊疗。美国得克萨斯大学 MD 安德森癌症中心流行病学系教授兼系主任、转化和公共卫生基因组学中心主任吴息凤教授，通过详实的案例介绍了流行病的预测模型如何用于社区健康管理、预测癌症发生风险，并通过分析结果帮助临床医生对癌症患者进行正确的管理和治疗。

在"个体化医学检测管理与发展趋势"主题会场，中国医科大学副校长、中国医科大学附属第一医院院长、中华医学会检验医学分会前任主任委员尚红教授做了题为"个体化医学检测与精准医学"的报告。报告强调了建立严格和标准的全程检验质量管理体系是临床精准诊疗的基础，针对这一体系目前已开展了相关指南的编写、培训等工作，进而推动个体化医学检测快速规范化的健康发展。国家卫生和计划生育委员会临床检验中心副主任、个体化医学检测专家委员会委员，中国医学科学院北京协和医学院李金明教授，在报告中介绍了高通量测序在新生儿测序领域、临床测序领域等方面所发挥的重要作用，并重点介绍了分子遗传检测报告的标准化问题。

此次大会还安排了"遗传与分子诊断、肿瘤精准诊疗及个体化医学检测"和"出生缺陷精准预防与诊疗"两个分论坛。结合分子诊断与精准医学的背景，来自博奥生物、赛默飞世尔、Illumina、领星生物和凯杰（QIAGEN）公司的企业代表分别介绍了在肿瘤诊疗方面的解决方案和观点。博奥生物健康科学研究院院长孙义民博士从社会各个领域精英人士早逝以及肝癌防治等实际案例出发，阐述了分子诊断与肿瘤的精准医学应该是"对未病的预测预防、对欲病的早期发现以及对已病的精准治疗"，并介绍了博奥生物在肿瘤预测、早期发现以及预后评价所取得的研究成果。在出生缺陷精准预防与诊疗方面，来自北京博奥晶典生物技术有限公司生命科学服务部的副主任赵建晴博士、医学事业部产品经理王海军以及博奥生物 HLA 分型检测实验室主任刘湘，分别就精准医疗之新型分子标志物环状 RNA 开发平台、呼吸道病原菌核酸检测以及 HLA 基因高分辨分型技术进行了详细的介绍。同时，来自东莞博奥木华基因科技有限公司的技术总监黄铨飞介绍了 BES4000 高通量测序仪和个人基因组数据分析管理软件在遗传病筛查与诊断中的应用。来自北京博奥医学检验所有限公司的市场总监曹洋博士则与参会人员深入交流了染色体异常检测在出生缺陷防治中的应用情况，并介绍了博奥检验在染色体异常检测方面的全面解决方案。

自 2010 年始中国分子诊断技术大会已连续举办六届，成为我国分子诊断领域的一面旗帜，并产生了很大的影响。分子诊断技术以其显著的优势和巨大的潜力，已成为临床诊断各种技术产品中需求增长最快的技术。与会专家、学者、行业精英以参会为契机，全面掌握分子诊断的全球发展趋势，发展分子诊断创新性技术，积极开展产学研医跨界合作，加大运营模式创新，打通技术服务平台，建立分子诊断技术质量控制体系，以期共同推动分子诊断技术及其产业持续良性发展。

第二部分

主题报告及报告人简介

单分子水平上的生命:通往精准医学之路

谢晓亮

美国哈佛大学,北京大学

摘要:从 20 世纪 90 年代开始,单分子技术迅猛发展,单分子实时成像技术使得我们能够实时观察分子反应过程。单分子技术在生物学中具有很大的意义。我们利用单分子技术实时观察活细胞内的基因表达,为分子生物学的中心法则——转录和翻译的过程——提供了定量的描述。

从 2007 年开始,新一代测序技术的发展使得测序成本迅速下降,但是从单细胞均一地扩增出基因组 DNA 一直是全基因组测序中的主要问题。我们开发的新型单细胞全基因组扩增技术——多重退火循环扩增法(multiple annealing and looping-based amplification cycles,MALBAC)有更好的拷贝数变异检测精度、更低的等位基因脱扣率。MALBAC 技术在单个精子染色体扩增等生殖医学中的应用证实了它在生殖医学中的巨大应用价值。北京大学第三医院乔杰教授利用 MALBAC 技术进行胚胎遗传诊断的相关临床试验进一步证实了 MALBAC 技术可以帮助我们避免单基因遗传病的发生,提高体外授精(IVF)的准确率和健康婴儿的出生率。

关键词:单分子;新一代测序;单细胞全基因组扩增;MALBAC;生殖医学

一、单分子实时成像技术

20 世纪 90 年代早期是室温单分子成像最火的时代,Eric Betzig 和 William Moerner 因为在室温单分子成像技术方面的杰出工作分享了 2014 年的诺贝尔化学奖。幸运的是,当时我也从事这方面的研究,1994 年我们发表在 *Science* 的文章实现了单分子动态过程的检测[1]。我们意识到这些单分子技术在生物化学和分子生物学中具有很大的潜力,所以,我们开始研究生物催化剂——酶。我们从胆固醇氧化酶开始,它能够通过分子氧化酶催化胆固醇的氧化。我们将这种酶分子固定在琼脂糖凝胶中,然后进行拍照监测胆固醇酶的催化反应。酶作为一种生物催化剂,它在反应完成时不会发生改变,但是这种荧光酶分子会发生自身循环反应,它的荧光状态会随之循环变化,因而相应的荧光强度也随时间发生变化。Lu等实现了对这种单个酶分子催化反应的实时观察[2]。化学反应的发生是随机的,虽然在统计概率上是可重复的,但是这种随机性是无法重复的。通过分析反应的时间轨迹,我们在单分子水平上对酶催化反应有了很深入的认识。

众所周知,DNA 双螺旋结构是 20 世纪最伟大的发现之一。单分子酶学技术的确具有巨大的实用价值。单分子测序技术即是一个很好的例证。通过使用单个 DNA 碱基分子,观察四种不同颜色标记的碱基合成到 DNA 单链中的过程,可以直接实现单分子 DNA 测序[3]。最近几年,在基础科学方面,我们利用单分子技术对活细胞内基因表达做了深入的研究[4-9]。单分子技术使我们能够实时观察活细胞内的基因表达,并为分子生物学的中心法则——转录和翻译的过程——提供了定量的表述。我们能够看到单个荧光蛋白分子自动生成的过程。这些细菌细胞具有相同的基因,但是它们有两种不同的表型——有荧光或者没有荧光。通过视屏,我们捕获到细菌细胞从一种表型到另一种表型的转变过程。我们证明了这是由于单分子的随机事件引起的。

二、单细胞全基因组扩增技术

人的体细胞有 46 条染色体,是 46 个不同的 DNA 分子,包含 2 万个基因、60 亿个碱基。基因组随机发生的突变包括单碱基突变(即点突变)和拷贝数变异。所有这些突变都是随机的。由于只是 46 条染色体中某个特定 DNA 分子的一个拷贝发生了变化,我们只能通过单分子技术来解释单个细胞的行为。

2001 年人类基因组计划的完成是人类历史的里程碑。从 2007 年开始,新一代测序技术的发展使得单个基因组测序的经济和时间成本快速下降,甚至超过了半导体行业摩尔定律的指数下降速度。我的研究团队在 2011 年也开发了新一代的测序技术。新一代测序技术真正的影响在于个体化医疗。一个很著名的例子是美国好莱坞名演员安吉丽娜·朱莉,她在 2013 年 5 月 13 日宣布因为携带 BRCA1 基因(该基因能够显著增加乳腺癌和卵巢癌的发病率)而切除双侧乳腺。恰巧在同一天,我在美国国家卫生研究院(NIH)进行项目评审答辩。那时我们计划研发单细胞全基因组扩增技术,我们提出将来会把这项技术应用于体外辅助生殖,以避免发生了基因突变的婴儿出生。评委们看到安吉丽娜·朱莉的消息后,问我下面这个问题:如果我们使用这项技术去筛除 BRCA1 基因突变的婴儿是否是伦理上可接受的?我在评委面前的回答非常糟糕,我不是非常清楚这个问题的答案，直到今天我依然不清楚。但是现在我想要告诉大家，北京大学和北京大学第三医院（简称北医三院）合作完成的一项临床研究是伦理上允许的。

我们的技术是单细胞全基因组扩增。从单个的人细胞均一地扩增出基因组DNA是新一代测序技术进行全基因组测序的一个主要问题。最早的扩增技术是PCR。在过去的30年，PCR在生物医学领域发挥了很大的作用，它确实具有单拷贝的灵敏度，如果有一个基因的拷贝，就可以扩增得到该基因大量的拷贝。但是由于PCR有很强的序列偏好性（sequence-dependent bias）——某些基因扩增倍数比其他基因多几百万倍——导致它的基因覆盖率很低（6%）。这种序列偏好性是因为PCR是指数型扩增。第二种方法叫做多重置换扩增法（multiple displacement amplification，MDA），是由Roger Lesken教授在14年前开发的[10]。它的基因覆盖率更高，达到了60%，但是它仍然是指数扩增，依然有很强的序列偏好性。2012年年底，我的研究组报道了多重退火循环扩增法（multiple annealing and looping-based amplification cycles，MALBAC）[11]。我们的思路是采用线性扩增的方法，只扩增基因组DNA，用DNA发卡保护产物片段。我们首先进行几轮线性扩增，然后再利用PCR扩增受保护的产物。

评价全基因组扩增效果的关键参数指标包括等位基因脱扣（allele drop-out，ADO）、假阳性和嵌合体形成。等位基因脱扣是什么？假如DNA双链发生了杂合突变，但是扩增过程中只有一条链进行了扩增，那么结果就会表现为纯合突变，此称之为等位基因脱扣。全基因组扩增也可能因为扩增错误发生假阳性情况——如果第一轮的扩增发生错误，那么这种错误将会影响到最终的结果。嵌合体形成是两个相隔很远的片段结合在一起。最近我们写了一篇综述来比较MALBAC、MDA和PCR[12]。结论是MDA不具有细胞间的可重复性，MALBAC有最好的拷贝数变异检测精度，它的等位基因脱扣率也最低。尽管MALBAC技术更好，但是相对于MDA技术，它不具有数量级的优势。

三、单细胞基因组学在生殖医学中的应用

MALBAC技术的第一个应用是单个精子细胞中的23条染色体的扩增[13]，这项工作是我和北京大学的同事李瑞强一起合作完成的。我们的研究报告紧随Quake研究组之后，我们两个研究组都发现了精子细胞中单倍型基因的交叉重组位点，交叉重组的发生率是1.2%。精子中50%的DNA来自父亲，50%的DNA来自母亲，但是每个精子细胞都不一样，它们的重组位点（crossover point）都不一致。案例发现，有两个精子细胞是不正常的：一个第19号染色体缺失，另外一个第6号染色体有两个拷贝。但是幸运的是，这个捐赠者的精子依然属于正常，因为正

常男性一般都有 5%的精子出现染色体异常的情况,这种情况称为非整倍性。这 5%的群体不会随着个体年龄的增长而改变。对比非常明显的是,卵子染色体不正常的概率随着女性年龄增长而剧烈变化[14],非整倍性从 30 岁的 25%快速增加到 43 岁的 70%,这解释了流产或早产率为什么随年龄增加而升高,而婴儿安全出生率随之下降。

下面介绍单细胞基因组学在生殖医学中的应用。卵母细胞具有四重双螺旋结构,它们交叉重组后将父源母源基因融合在一起。卵母细胞经过显微注射精子受精后会发生几种情况。第一种情况是得到正常的受精卵,以及两个较小的细胞——极体 1 和极体 2。极体 1 是二倍体,极体 2 是单倍体。受精卵中,雄原核来自精子,雌原核来自卵母细胞四条 DNA 中的一条。极体 1 和 2 在体外生殖不是必需的,它们最终都退化了。所以我们的思路是可以通过对极体 1 和 2 测序推断出受精卵在移植后是否可以正常发育成活。第二种情况是雌原核是双倍体的情况,如果受精卵中 DNA 的拷贝数不正常,那将会导致胚胎停育或者出生染色体异常的孩子。第三种情况是点突变,有 7000 种与已知点突变相关的单基因遗传病。父母双方有一方携带这种突变都有可能遗传给后代。如果极体中没有这种点突变,那么受精卵就会携带点突变,出生的婴儿将携带致病位点。我们希望 MALBAC 技术能够避免非整倍性和单基因遗传病。如果突变来自母亲,我们就对极体进行检测;如果突变来自父亲,我们可以在受精卵发育到第五天即囊胚期时,取出一个或几个细胞进行测序。这是我们在 2013 年年底报道的工作[15]。第一个极体的测序结果显示它的拷贝数是 2。第二个极体是单倍体,因此拷贝数应该是 1。从这个结果我们可以推断出雌原核的拷贝数,预测的拷贝数和实验验证的拷贝数是一致的。第一个极体、第二个极体和雌原核的拷贝数总和应该是 4,就是卵母细胞中的四条 DNA 拷贝。

北医三院乔杰教授利用 MALBAC 技术进行了胚胎遗传诊断,第一个患者从十岁开始,就患上了遗传性多发性软骨瘤,这种遗传病是因为 EXT2 基因发生了单碱基杂合缺失,造成了移码突变。他的疾病是家族遗传性的。因为携带这种杂合突变,他的孩子有 50%的概率患上同样的遗传病,而且他妻子的卵子也有可能是非整倍体的。在这一次的体外辅助生殖过程中,我们总共得到了 18 个受精卵。因为男方携带致病基因,所以我们对囊胚期细胞进行了测序。我们筛选出了既没有致病突变,也没有染色体异常的受精卵,进行胚胎移植。我们在实际操作中怎样来实现这种检测呢?我要强调的第一点是胚胎植入前遗传学诊断(PGD)和胚胎植入前遗传学筛查(PGS)。之前的方法是基于荧光原位杂交(fluorescence *in situ* hybridization,FISH,用于点突变检测)、比较基因组杂交分析(comparative genomic hybridization,CGH,用于非整倍体筛查)。任何一种方法都存在假阳性或者假阴性问题。为了避免发生假阳性或者假阴性,我们还采用了连锁分析进行DNA分型。这三种方法是独立的三种检测方式,一般只能在一个胚胎中进行。人们越来越意识到同时进行这三种检测才是真正的金标准。新一代测序技术是可行的一种方法。我们的新一代测序技术——MALBAC产物单基因位点PCR具有很高的精度。但这种技术依然存在假阳性和假阴性的问题。我们开发了一种新的技术称为突变的等位基因相关性分析(mutated allele correlation narration,MACON),它是新一代全基因组测序技术,能够避免任何的假阳性或假阴性结果。我们检测了靠近点突变位点的基因突变,另外父母的测序分型结果已知,我们只需要通过连锁分析确定等位基因。因此这样的方式会更安全。第一个MALBAC婴儿诞生于2014年9月。

第二个病例是女方携带致病突变。她携带少汗型外胚层发育不良致病基因,这是由于EDA1基因发生了单碱基杂合突变。虽然她自己表型正常,但是她的第一个儿子是患儿,与美国电影演员迈克尔·贝瑞曼症状类似,无毛发、汗腺和牙齿。我们通过MALBAC技术筛选出正常的受精卵进行胚胎移植,婴儿在2014年11月诞生。

回到BRAC1基因突变,在我们的两个案例中,基因的突变100%会引起婴儿的基因紊乱。但是BRAC1基因只有70%的可能发生乳腺癌,90%发生卵巢癌,并不是100%会引起疾病。我们是否应该给父母选择的权利?这是一个伦理学问题,我依然不确定这个问题的答案,我想这不仅仅是科学家或者医生的责任,它需要更广泛更深入的研究和讨论。但是对7000种单基因遗传病,我们很确定它们会引起遗传性疾病,我们需要尽可能避免这种情况的发生。

四、结语

单分子技术让我们能够实时监测分子反应、基因表达的动态过程,为分子生物学的中心法则——转录和翻译的过程——提供了定量的描述。单细胞基因组学技术在生殖医学中具有巨大的应用价值。相关研究和临床试验证明新一代测序技术MALBAC可以帮助我们避免单基因遗传病的发生,提高体外授精(IVF)的准确率和健康婴儿的出生率。

参考文献

[1] Xie XS,Dunn RC.Probing single molecule dynamics[J].Science,1994,265(5170):361.

[2] Lu HP,Xun L,Xie XS.Single-molecule enzymatic dynamics[J].Science,1998,282(5395):1877-1882.

[3] Eid J, Fehr A, Gray J, et al. Real-time DNA sequencing from single polymerase molecules[J]. Science, 2009, 323(5910): 133-138.

[4] Yu J, Xiao J, Ren X, et al. Probing gene expression in live cells, one protein molecule at a time[J]. Science, 2006, 311(5767): 1600-1603.

[5] Cai L, Friedman N, Xie XS. Stochastic protein expression in individual cells at the single molecule level[J]. Nature, 2006, 440(7082): 358-362.

[6] Elf J, Li G W, Xie XS. Probing transcription factor dynamics at the single-molecule level in a living cell[J]. Science, 2007, 316(5828): 1191-1194.

[7] Choi PJ, Cai L, Frieda K, et al. A stochastic single-molecule event triggers phenotype switching of a bacterial cell[J]. Science, 2008, 322(5900): 442-446.

[8] Taniguchi Y, Choi PJ, Li GW, et al. Quantifying E. coli proteome and transcriptome with single-molecule sensitivity in single cells[J]. Science, 2010, 329(5991): 533-538.

[9] Li GW, Xie XS. Central dogma at the single-molecule level in living cells[J]. Nature, 2011, 475(7356): 308-315.

[10] Dean FB, Nelson JR, Giesler TL, et al. Rapid amplification of plasmid and phage DNA using phi29 DNA polymerase and multiply-primed rolling circle amplification[J]. Genome Res, 2001, 11(6): 1095-1099.

[11] Zong C, Lu S, Chapman AR, et al. Genome-wide detection of single-nucleotide and copy-number variations of a single human cell[J]. Science, 2012, 338(6114): 1622-1626.

[12] Huang L, Ma F, Chapman A, et al. Single-cell whole-genome amplification and sequencing: Methodology and applications[J]. Annu Rew Genom Hum Genet, 2015, 16(1): 79.

[13] Lu S, Zong C, Fan W, et al. Probing meiotic recombination and aneuploidy of single sperm cells by whole-genome sequencing[J]. Science, 2012, 338(6114): 1627-1630.

[14] http://www.cambridgebluegnome.com/applications/infertility/.

[15] Hou Y, Fan W, Yan L, et al. Genome analyses of single human oocytes[J]. Cell, 2013, 155(7): 1492-1506.

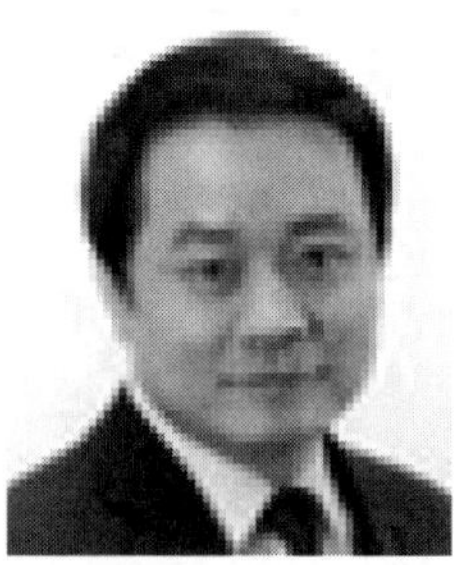

谢晓亮　1962年出生，美国国家科学院院士，哈佛大学讲席教授，北京大学生物动态光学成像中心主任，北京大学生命科学学院长江学者讲座教授，中组部“千人计划”专家。

1984年本科毕业于北京大学化学系，1990年获得美国加州大学圣地亚哥分校化学系博士学位，1990—1992年在芝加哥大学化学系从事博士后研究工作。1992—1998年任美国西北太平洋国家实验室研究员和主任科学家，1999年起任哈佛大学教授。曾获美国阿尔伯尼生物医学奖、美国化学会德拜奖、美国化学会 Harrison Howe 奖、美国能源部劳伦斯奖(化学类)、德国雷宾赫应用激光技术奖、威利斯·兰姆奖等，并入选美国文理科学院院士、中国化学会荣誉会士、美国科学促进会会士、美国生物物理学会会士。

谢晓亮教授是国际著名的生物物理学家、化学家，是单分子生物物理化学的奠基人之一，他大幅发展改良了单分子荧光显微镜技术，并引领了该技术在单分子酶学及活体细胞成像中的应用。同时，谢晓亮教授对相干反斯托克斯拉曼散射显微镜以及受激拉曼散射显微镜的发展做出了创造性的贡献，大力推进了非侵入式成像技术在生物学研究和临床医学研究中的应用。近年来，谢晓亮教授还在基因组测序技术新方法、单细胞测序技术等方面取得了一系列重大突破，这些成果为生命科学和医学的深入研究与应用提供了重要手段。BIOPIC 谢晓亮实验室的研究方向主要涉及：① 发展单细胞基因组及转录组测序新技术，推进单细胞基因测序技术在癌症研究和人类生殖医学研究中的应用；② 实现从细胞外到活细胞内的单分子观测与操纵；③ 研究和发展非标记的光学显微成像技术，开发全新的细胞生物学和临床医学诊断成像工具和检测手段。

智力缺陷中的新发(de novo)突变:从基因到基因组,从研究到诊断

Joris A.Veltman

荷兰奈梅亨大学医学中心

摘要:当今测序技术的发展,使得遗传变异的识别变得更加准确、快速、经济。更多的变异被发现,也使得挑战转向了变异的翻译。智力缺陷(intelligence disorder,ID)是一个高发病率、高遗传性的疾病,且很多智力相关疾病与新发突变密切相关。我们采用三方测序法,对基因组、外显子组进行测序,通过系列的筛选步骤,确认智力缺陷中的新发突变。我们发现高通量的全基因组测序能够可靠地识别并定位新发点突变和新发拷贝数变异,而它们是严重ID的主要成因。目前外显子组测序已成为日常诊断测试方法,预计在未来5年内基因组测序会成为基因诊断的标准。

关键词:智力缺陷;新发突变;三方测序法;基因组;外显子组;适应度

一、医学遗传学现状简介

当前医学遗传学中的新挑战主要有三个方面,一是如何对遗传变异准确识别;二是对遗传变异的翻译;三是如何找到期望得到有效、快速、可负担的诊断结果的独立患者。

在对遗传变异的识别方面,基因组测序技术的发展,已经实现了一次测序实验检测所有的变异。其基本过程是:首先从血液/唾液中提取DNA,然后在测序仪上进行测序,通过对测序结果的分析,便可以获得基因组中的所有变异。测序的技术做到了准确、快速、经济(低成本),这使得我们将很快不再需要做各种其他的DNA相关检测,只需要一台机器来读取大规模的DNA信息。通过机器人等高度自动化的技术应用,新型基因组测序平台/工作站的年测试量,基因组测序达到10 000次,外显子组测序超过100 000次。

在这样的技术进步背景下,变异识别变得容易了,基因组测序可以测得所有的变异。我们面临的新挑战是:变异翻译仍存在难度。

如何确定哪一项变异会引起疾病?我们需要:① 了解正常变异;② 从严重的基因疾病开始研究;③ 基于疾病的生物学、遗传学等知识尝试将致病变异进行排序。例如,许多神经系统疾病时不时发生,并与适应度(fitness)下降息息相关。罕见的神经系统综合征如智力缺陷(ID),92%的严重 ID 是散发性发生的,患者的父母均正常,且患者的兄弟姐妹均正常,甚至患者兄妹的子女也正常。其他的如孤独症、精神分裂症也有类似现象。

二、智力缺陷中新发突变的检测研究

智力缺陷与适应度下降相关,是一个高发病率的疾病,影响 1%~2% 的人群;同时,智力缺陷是一个高遗传性疾病,遗传可能性系数为 0.90。就像进化论中的悖论,为何智力缺陷等与适应度下降相关的疾病会如此频繁地发生在我们之中?

采用 Affymetrix 公司 500 K SNP 微阵列芯片,即典型的微阵列技术,识别出了 ID 中的新发拷贝数变异(CNV)。健康父母的检测结果均正常。约 10% 的 ID 患者是由罕见的大于 100 kb 的新发 CNV 引起的,但大于 100 kb 的新发 CNV 在正常人群中是极其罕见的。

新发种系变异既是进化的驱动力,也是疾病成因。它是产生于父亲或者母亲等位基因传递过程中的新发突变,可以是单核苷酸变异、删除/重复、倒位/易位。以 PACS1 基因的突变为例,两个孩子疾病的原因都是新的变异,一个孩子患的是唐氏综合征,造成额外的 21 号染色体变异;另一个孩子患的是 Siebe,经检查患有严重智力障碍,我们发现 Siebe 的病因是 PACS1 基因的新发突变。这促使我们进一步地思考:这种对每对夫妇相同概率的突变,如果有高危因素出现,是否会造成更高概率的精子或卵子的突变?例如,导致 21 号染色体突变的原因可能是,卵子质量或者母亲年龄。

新发变异的无偏差检验已经成为可能。在我们的研究中[1],通过患者或双亲三方基因组/外显子组测序,检测全基因组变异,准确、高效并经济地实现了用三方测序方法筛选新发突变。

我们针对罕见 ID 综合征中的新发突变的研究方案是:首先挑选综合征患者中的正常表型,然后对多种因素影响的患者进行外显子组测序,再对未检出同型变异的多因素患者进行变异跟踪,最后对其他患者进行新发突变的基因跟踪。

据此,我们发现了在 Schinzel-Giedion 综合征中的新发 SETBP1 突变,在

Bohring-Opitz 综合征中的新发 ASXL1 突变，在 Baraitser-Winter 综合征中的新发 ACTG1 & ACTB 突变，在新型智力障碍(novel intellectual disability)综合征中的新发 PACS1 突变[2-5]。

新发突变是否是常规疾病的成因？平均每个基因组有 75 个新发突变，每个外显子组有一个新发突变，每代人中有一个新发突变发生在 20 563 个编码蛋白的基因上[1]。疾病的发生率与影响疾病的基因数量有重要关联(表 1)，单基因突变疾病的发生率很低，而多基因疾病的发生率很高，如 ID。

表 1　疾病的发生率与基因突变的关系

疾病发生率	很低(<1/10000)	低(1/10000~1/100)	常见(>1/100)
	如 CHARGE 综合征	如 Noonan 综合征	如智力障碍
	(1/10000)	(1/2000)	(2/100)
变异基因	CHD7 基因	PTPN11，RAF1，SOS1，KRAS，BRAF，MAP2K1，NRAS 基因	多基因
	单基因突变	2~100 个基因	>100 个基因

在一个 ID 新发突变的病例中，有 2/3 的新发突变发生在已知的 ID 致病基因中，有 4 个破坏性的新发突变发生在患者的正常基因中(表 2)。这提示基于三方法(Trio)的外显子测序能够可靠地检测新发突变，而新发突变在 ID 中起了重要作用[2]。

表 2　2010 年对 10 个严重智力缺陷患者及其父母进行外显子组测序的先导研究结果

筛选步骤	平均变异量
总计	21755
排除非基因、固有及同型变异后	5640
特异变异	143
排除遗传变异后	5
Sanger 测序确认	0~2

外显子组测序目前已成为常规诊断测试，以哥本哈根大学外包给华大基因(BGI)的测序项目为例，2013 年总共为 1533 项，2014 年达到 4213 项。外显子组测序可以诊断 17 种疾病，在总数为 6538 例的临床外显子测序中，最大的一类疾病为 ID，超过 3000 例。华大基因、Pending、SOLIDS 为三家主要提供服务的公司。

2012 年一项 100 个 ID 患者的三方外显子组测序的诊断结果为：总突变数为 16 人，其中新发突变 13 人、遗传突变(inherited mutation)3 人。在新发突变中，常染色体显性基因 10 例、X 染色体相关基因 2 例、常染色体隐性基因 1 例；在遗传突变中，全部为 X 染色体相关基因。候选基因的患者总数为 19 人[6]。

ID 基因中存在复发的新发突变，因而需要大批量的重新测序（>10 000 个患者）。为了识别新型 ID 基因，需要详细的临床表型和功能研究[7]。已确认的 ID 基因数量快速增长，2004 年前后产生的微阵列测序技术以及 2011 年前后产生的外显子测序技术都起到了重要的推动作用。从表 3 可以看出，2013 年相比 2012 年 ID 患者诊断量的提高，主要得益于新发突变中各项诊断数据的提升。

表 3　每 100 个 ID 患者中不断提高的诊断量

阳性诊断	患者数	
	2012 年 7 月	2013 年 7 月
全部突变	16	29
新发突变	13	28
常染色体显性基因	10	23
X 相关基因	2	4
常染色体隐性基因	1	1
遗传突变	3	1
X 相关基因	3	1
常染色体隐性基因	0	0
候选基因	19	11

对 50 例患有严重智力缺陷但双亲正常的患者进行了基因组测序研究，该研究通过与 Complete Genomics（测序外包商）合作完成。选取了 50 例患者或双亲三方测试结果为“阴性者”，分别进行了 Sanger 测序、微阵列诊断及外显子组测序。高通量全基因组鸟枪法（WGS）测序达到了大于 80 倍覆盖。对测序结果进行统计，表 4 列出了基因变异情况。

表 4　基因变异情况

变异类型	基因组（StDev）	外显子组（StDev）
SNV	3440782　（22938）	21575　（185）
插入	263282　（9509）	272　（15）
删除	272266　（8686）	242　（10）
删除/插入	90263　（1798）	380　（18）
CNVs	270　（35）	45　（4）
可能的新发	77（范围 45～105）	1～2（范围 0～4）

注：SNV，单核苷酸变异；CNV，拷贝数变异

基因组测序在已知的 ID 基因中发现多项新发突变，WGS 确认的新发结构变异包括 9 个新发突变和 2 个基因组结构变异（SVs），这些都是在前期的微阵列测序中没有发现的。

采用断点解析 WGS 数据，SV 注释检测，发现 2 kb 新发独立外显子缺失 SMC1A 基因，以及在 VPS13B 基因上复合的杂合 CNVs。

MECP2 基因中新发内在外显子 574 bp 缺失。满足 Rett 综合征特征的患严重 ID 的女孩，MECP2 基因在 Sanger 测序及 MLPA 中阴性，为什么？对 1 kb 大小的外显子 4，进行了两次 PCRs 扩增、一次 MLPA 探针识别 CNV，只有野生型等位基因在 PCR 扩增中有丢失结果，MLPA 探针在拷贝数比值上显示正常。序列覆盖显示复合杂合缺失继承自 VPS13B 基因。断点测序证实，122 kb 的缺失影响了外显子 12—18，是父系遗传；而 1.7 kb 的缺失，外显子是母系遗传。

以精神残疾病人的基因组测序为例。在一项实验中，我们可以非常准确地识别所有的遗传变异，并找出可能的原因。诸如，4 号染色体发生 DNA 结构单元的重复，包括 TENM3 基因；在复制的 DNA 片段发生 X 染色体 IQSEC2 基因突变。我们正在寻找究竟是什么导致这个变异的，这是遗传学研究人员第一次能有这么丰富的细节来研究这些问题。

我们的研究发现智力障碍患者很常见，但通过自然选择似乎大多出生自健康的父母，或许新发突变可以解释部分的原因。现在我们第一次有机会通过基因组测序来检测父母及其子女对他们各自 60 亿个碱基“积木”的搭建正确与否。DNA 一半来自父亲，一半来自母亲，但是我们如何通过检测孩子的基因组来推断变异是来自父亲还是母亲呢？

三、新发突变今后的研究方向

新发编码突变是重度智力缺陷等严重疾病的主要诱因，今后的研究将围绕以下问题：① 何时、何地、何种情况下新发突变会发生，如何在基因组中将它们归类？② 新发非编码突变和体细胞新发突变的作用是什么？③ 新发突变是否会造成适应度下降以及其他的相关混乱，例如男性不育？④ 父亲年龄以及辅助生育技术对新发突变频率的影响是什么？

四、结语

（1）高通量的全基因组测序能够可靠地识别并定位新发点突变和 CNVs；

（2）新发编码点突变和 CNV 是严重 ID 的主要成因；

（3）在医学遗传学中，外显子组测序已成为常规诊断测试方法；

(4) 在未来5年内基因组测序会成为基因诊断的标准。

参考文献

[1] Veltman JA, Brunner HG. De novo mutations in human genetic disease[J]. Nat Rev Genet, 2012, 13(8): 565-575.

[2] Vissers LELM, de Ligt J, Gilissen C, et al. A de novo paradigm for mental retardation[J]. Nat Genet, 2010, 42(12): 1109-1112.

[3] Hoischen A, van Bon BWM, Rodríguez-Santiago B, et al. De novo nonsense mutations in ASXL1 cause Bohring-Opitz syndrome[J]. Nat Genet, 2011, 43(8): 729-731.

[4] Rivière JB, Mirzaa GM, O'Roak BJ, et al. De novo germline and postzygotic mutations in AKT3, PIK3R2 and PIK3CA cause a spectrum of related megalencephaly syndromes[J]. Nat Genet, 2012, 44(8): 934-940.

[5] Schuurs-Hoeijmakers JHM, Geraghty MT, Kamsteeg EJ, et al. Mutations in DDHD2, encoding an intracellular phospholipase A 1, cause a recessive form of complex hereditary spastic paraplegia[J]. Am J Hum Genet, 2012, 91(6): 1073-1081.

[6] de Ligt J, Willemsen MH, van Bon BWM, et al. Diagnostic exome sequencing in persons with severe intellectual disability[J]. New Engl J Med, 2012, 367(20): 1921-1929.

[7] Stessman HA, Bernier R, Eichler EE. A genotype-first approach to defining the subtypes of a complex disease[J]. Cell, 2014, 156(5): 872-877.

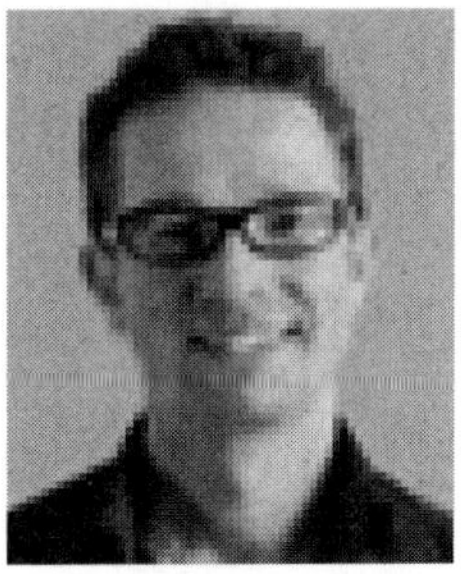

Joris A. Veltman 荷兰奈梅亨大学医学中心转译基因组学教授，人类遗传学基因组研究部门负责人，同时也是“医学基因组测序项目”联络人。

Veltman教授的研究方向为应用基因组学技术揭示人类疾病成因的种种可能性。为此他成立了一个集基因技术、分子生物学、计算机科学和临床遗传学专家于一体的多学科交叉研究小组。千禧年开始，Veltman教授在临床遗传学领域开创了基于芯片检测亚微观染色体拷贝数变异。研究小组率先使用这种方法识别出了致病基因，并且首次在精神发育迟滞诊断领域将芯片应用于基因组分析。在过去的10年里，Veltman教授致力于精神发育迟滞模型疾病基因型-表型相关基本概念的研究。为更好地研究各种基因变异对人类疾病的影响，Veltman教授最近建立了新一代测序技术(NGS)平台。

Veltman教授已荣获多项重大科技资助，如荷兰健康研究与促进组织(ZonMw)VIDI资助和ZonMw的NGS设备补助，非整倍性研究获得欧盟第六框架计划资助，TECHGENE 和 GENCODYS 获得欧盟第七框架计划资助。

Veltman 教授积极参与了欧洲“医学基因组测序项目”，基于欧盟第七框架计划联合项目——大数据采集的标准的项目（GEUVADIS），最近获得了资助。Veltman 教授致力于整合基因组变异对常规临床决策影响的相关知识以推动医学进步。

中国精准医学:你的技术系统在哪里?

程　京

清华大学医学院生物医学工程系

摘要: 以肝癌的诊断和治疗为例,阐释了中国精准医学的技术系统的组成和需要准备的内容。主要从中医传统的望、闻、问、切的诊断手段和西医的现代分子诊断和影像诊断等方面对肿瘤的检测和诊断进行了阐释,通过对不同检测手段技术的介绍,引出对于肿瘤精准治疗方法学的构思。完整阐释了中国精准医学发展中需要进行的研究和准备的内容。

关键词: 中国精准医学;中医;肿瘤诊断和治疗;肝癌;分子诊断

一、中国精准医学

2015 年 1 月,美国总统奥巴马在国情咨文演讲中提出了"精准医学计划"(PMI),呼吁美国要增加医学研究经费,推动个体化基因组学研究,依据个人基因信息为癌症及其他疾病患者制定个体化的医疗方案,把按基因匹配癌症疗法变得像输血匹配血型那样标准化,把找出正确的用药剂量变得像测量体温那样简单,给恰当的人在恰当的时间使用恰当的治疗,继续引领医学进入全新的时代。

关于精准医学在中国开展的模式,应该是针对不同的疾病及其发展阶段首先建立精准的综合检测或诊断平台,在看得清看明白后再利用中医和西医、精神和肉体、物理和化学等候选手段做选择性组合以实施精确打击,亦即精确的调理或治疗。中国的精准医学应充分考虑中国医学(简称中医,包括汉医、藏医、维医、蒙医等各民族的医学汇总)的诊治手段的现代化和治疗方法的可释化,尤其是在治未病和欲病方面,一旦做好了这些,相较西医而言我们的优势会很快为世人所知。

二、肝癌的预测和诊断

以肝癌的预测和诊断为例,构思中国精准医学的技术发展模式。从中医体质学说和肝癌的易感性、中医四诊合参与癌变的特征、精神和心理状态、肝癌的亚型和分期、病毒感染和耐药性、是否有糖尿病、免疫力如何、是否有远端转移、病灶大小、靶向药物等方面进行了全面的阐述。

1. 体质学说与疾病易感性

按传统中医理论中的体质学说，将人的体质分为 9 种不同的类型：平和体质、气虚体质、阳虚体质、阴虚体质、痰湿体质、湿热体质、气郁体质、血瘀体质、特禀体质。通过临床中的表型诊断统计，得到了不同体质和不同疾病的易感性的关联统计结果，即气虚体质、阳虚体质、湿热体质和血瘀体质易得原发性肝癌。该统计结果暗示了中医体质分类学说与人群疾病易感性有很大的关联。

但是，基于统计的结果并不能完全适用于每个个体。针对个体的疾病易感性，可以通过基因检测的手段进行具体的分析，根据全基因组关联分析的结果对个体患不同疾病的风险进行分析。以博奥颐和开发的爱身谱™疾病风险分析芯片 2.0 为例，该芯片可以检测 13 类 150 种疾病的易感性风险。针对肝癌，该芯片可以根据 60 个 SNP 位点分型结果对个体乙肝和肝癌的风险进行相应的健康管理指导建议。

2. 中医四诊合参提早发现癌变的特征

中医的望、闻、问、切四诊是调查了解疾病的四种不同的诊断方法，各有其独特的作用，在临床应用时应将它们进行有机的结合，即“四诊合参”。

比如中医望目辨证的理论，可以根据人眼球的血管形状、颜色等特征对人体的健康状况进行监测。博奥开发的中医目诊专家系统，以肝癌患者的眼像特征为例，利用开发的目诊影像硬件系统和软件数据分析系统对眼睛的表型特征进行分析并判断其与疾病的关联性。另外，脉象、舌象等其他中医诊断项目和疾病亦有密切的关联性，因此，中医在疾病的早期诊断中有积极的应用前景。

3. 疾病分子诊断和免疫分析技术

应用分子生物学方法检测患者体内遗传物质的结构或表达水平的变化而做出诊断的技术，称为分子诊断。博奥公司与国内多个顶级三甲医院和科研机构合作，进行血浆 miRNA 和肿瘤关联的研究，目前已完成针对 5 种肿瘤的血浆 miRNA 的研究，初步找到了 9 组与诊断/分型相关的 miRNA 标志物，并开发了相应的芯片、试剂和仪器，为临床肿瘤的分子诊断提供了很好的技术和平台。同时，博奥也进行了肿瘤化学发光免疫分析的相关研究和仪器开发，对各种不同的肿瘤标志物进行了检测和确认。利用 miRNA 的基因层次和免疫分析的蛋白层次两种不同的检测方式和临床进行合作，对同一种疾病进行联合检测。临床数据表明，联检的方式大大提高了肿瘤检测的准确率。

4. 肿瘤的分子分型和分期

以肝癌的分子分型和分期为例，Chiang 等对 91 例肝细胞癌的肿瘤组织样本进行基因表达谱的聚类分析，将肝细胞癌分为 5 个不同的亚型，实现了利用分子诊断技术对肿瘤进行分子分型[1]。复旦大学附属中山医院樊嘉教授实验室的研究表明，利用血浆 miRNA(miR-122, miR-192, miR-223, miR-26a, miR27a 和 miR-801)表达检测结果可以有效区分健康人、慢性乙型肝炎、肝硬化、HBV 感染致肝癌，可用于肝癌的早期诊断，特别是对巴塞罗那肝癌分期 0 期和 A 期，从而实现了利用 miRNA 检测对肝癌进行分子分期[2]。大量的研究结果表明，分子诊断技术在肿瘤的分子分型和分期中有相当大的作用，是中国精准医学技术系统中不可或缺的组成部分。

5. 肿瘤致病微生物检测

很多肿瘤的发生与病毒或细菌等微生物的感染有关，所以对肿瘤致病微生物的检测是肿瘤诊断中很重要的一部分。在这方面，博奥公司也做了很多有意义的工作，针对多种肿瘤的致病微生物，博奥开发了相应的微流控芯片检测系统，成为肿瘤诊断中进行微生物检测的有效工具；通过和临床进行合作博奥开发了乙肝病毒分型耐药检测的芯片系统；针对细菌检测开发了耐药菌恒温扩增碟式芯片等。这些产品都为疾病的精准诊断提供了很好的工具。

6. 糖尿病检测及肠道微生物检测

糖尿病是继肝炎之后诱发肝癌的另一重要疾病，所以开展对糖尿病的诊断和检测具有重要的意义。博奥针对与糖尿病检测相关的血糖、甘油三酯、总胆固醇研发了基于微流控芯片的糖脂三项检测试剂和配套的便携式生化分析仪及智能手机 APP，对糖脂三项的检测结果进行实时显示、存储和分析。

对于糖脂三项检测异常的肥胖患者，研究表明肠道微生物的组成与肥胖有重要的关联，2 型糖尿病患者大部分都伴随肠道菌群失调。针对这一问题，博奥提供了利用二代测序技术对肠道菌群进行全基因组测序对与糖尿病有关的菌群进行检测的服务。

7. 肿瘤的靶向用药

肿瘤分子靶向药物利用肿瘤细胞与正常细胞之间分子生物学上的差异(包括基因、酶、信号转导等不同的特性),抑制肿瘤细胞的生长、增殖,促使其死亡。肿瘤分子靶向药物的作用途径包括调节细胞增殖的信号转导途径、调节血管生成的转导途径、肿瘤抑制基因丢失功能的转导等。要实现对肿瘤的靶向用药,必须对肿瘤的靶向基因进行检测。相应的,博奥也开发并提供了相关的检测技术和服务,如外周血的循环肿瘤细胞分离芯片、全自动芯片测序仪、二代测序、肿瘤细胞迁移的检测芯片等,为肿瘤的靶向检测和用药提供了有效的工具。

三、肿瘤的中西医结合治疗

1. 中医的药物和物理扶正治疗

针对中医 9 种体质分类和中医扶正治疗的理念,博奥开发了 9 种调节体质的养身饮品,对患者进行扶正治疗,同时利用其他中药对机体的免疫力进行增强使得患者能够应对肿瘤治疗中的损伤。另外,近年很多研究表明,中医的物理手段,如针灸、按摩、艾灸、刮痧等,对机体免疫力的增强有很好的作用。

2. 中医的情志调理

中医认为情志调理对于疾病的治疗有很大的作用,针对这一理论,本团队利用现代功能磁共振技术开展了艺术品对人脑刺激区域的研究,结果表明艺术品主要是对大脑额中回区域产生刺激。针对这一区域对应的基因表达通路进行研究,可能可以发现情志调理理论在现代医学中的解释。

3. 遏制诱发肿瘤的细菌和病毒

在利用中医的扶正调理手段之后,再利用抗病毒抗细菌的药物对诱发肿瘤的根源病菌进行治疗。

4. 西医对肿瘤的物理治疗

利用西医的外科手术、热疗、冻融治疗等手段对肿瘤进行物理打击,实现肿瘤的“治标”。

5. 对肿瘤遏制的西药治疗

利用化学药物和生物药物对肿瘤进行治疗也是临床上很重要的一种治疗手

段，针对不同疾病和个体进行检测并制定个性化的治疗方案是精准医学很重要的组成部分。

四、结语

肿瘤的发生可能与一个或多个病菌有关系；肿瘤的发生不是一个基因或一个信号通路发生了问题，而是涉及多个基因的复杂交互关系。应对肿瘤治疗的中式精准医学应该利用中西医结合的手段对肿瘤进行全面的诊断研究，并针对性地制定精确的、个体化的治疗方案。中式精准医学的发展需要进一步地加快积累和准备，在未来必定大有可为。

参考文献

[1] Chiang DY, Villanueva A, Hoshida Y, et al. Focal gains of VEGFA and molecular classification of hepatocellular carcinoma[J].Cancer Res,2008,68(16):6779-6788.

[2] Zhou J, Yu L, Gao X, et al. Plasma microRNA panel to diagnose hepatitis B virus-related hepatocellular carcinoma[J].J Clin Oncol,2011,29(36):4781-4788.

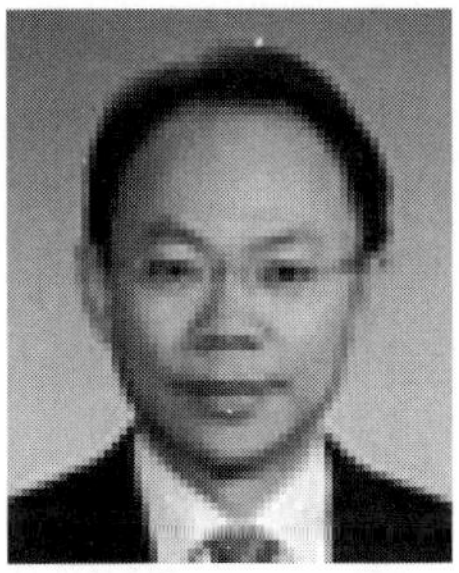

程 京 中国工程院院士，生物芯片北京国家工程研究中心主任。兼任 *IET Nanobiotechnology* 和 *Human Mutation* 期刊编委，全国生物芯片标准化技术委员会主任委员、中国医药生物技术协会生物芯片分会主任委员、“863”计划生物和医药技术领域专家组专家、国家战略性新兴产业发展专家咨询委员会委员。

主持建立了国家急需的疾病预防、诊断和预后分子分型生物芯片系统技术体系，实现了生物芯片全线配套仪器国产化。主持研制生物芯片类产品及配套仪器60余项，获国内外发明专利各42项，获医疗器械注册证38项、欧盟CE认证证书27个，获批临床诊断类生物芯片行业及国家标准11项。实现了国产生物芯片类产品向欧美等发达国家的批量出口，销售收入逾12亿元。入选中组部千人计划、教育部“长江学者奖励计划”特聘教授，获国家杰出青年科学基金、国家技术发明奖二等奖、何梁何利科技创新奖和中国工程院光华工程科技奖等奖励和荣誉。

发表SCI论文122篇，他引4000余次。

从 DNA 到临床应用:共创中美及全球聋病基因筛查策略

刘学忠

美国迈阿密大学

摘要:本人长期从事耳聋遗传及听力学研究,是遗传性耳聋研究领域的世界知名专家,多项研究处于国际领先水平,从根本上改善了耳聋和听力障碍患者的临床治疗,为更优化的遗传咨询、临床管理和耳聋治疗方案奠定了基础。近5年主持了多项美国国家卫生研究院(NIH)自主的项目(超过1000万美元),研究团队目前已成功鉴别出14%的人类耳聋基因。

关键词:耳聋;基因筛查;策略;临床应用

一、耳聋疾病现状分析

众所周知,耳聋是人类最常见的感觉神经系统障碍,目前,单基因聋病高居单基因遗传病之首。全世界共有3.6亿聋病患者,中国的聋病人口约为2780万。其中单基因聋病人口在中国有1100万,美国超过3100万。另外,每年有40 000个新生儿患耳聋性疾病。每年预计投资超过9000亿美元用于耳聋的康复治疗。耳聋分为两大类:非综合征聋病和综合征聋病。环境和遗传因素对耳聋的发生都会产生影响。本团队于2000年所做的一项研究表明,不论对于任何种族群体,只有2~4个基因会对耳聋的发生产生作用,如果能有成熟的技术进行早期筛查,就能减少残疾人的数量。基于此,本团队当时提出了"从常见到罕见耳聋基因的顺序筛查策略"。根据临床的实际情况,病人就医的需求可以总结为:诊断、预后评估和治疗三个方面,所以美国提出了"精准医疗"。

90%的耳聋致病基因几乎都是由欧美国家最先发现的,中国的基因诊断水平远远落后于欧美国家。生物芯片北京国家工程研究中心和中国人民解放军总医院合作开展了耳聋基因筛查的相关工作,发现了最常见的9个突变位点的耳聋基因，促进中国在过去的15年在耳聋预防方面取得了巨大的成就，也筛查出了很多可以预防的疾病。到目前为止，中国积累了宝贵的经验，建立起了一整套完善的三级预防系统。第一级预防包括：耳毒性突变筛查、对耳聋夫妇的婚前教育和生育指导、新生儿遗传性耳聋筛查；第二级预防有产前诊断；第三级预防包括妊娠早期筛查等。这个经验值得欧美国家学习和借鉴，未来也将在欧美国家得到推广。截至2015年4月，中国的耳聋基因筛查已经突破100万人，筛查总人数超过1200万人，检出1559名先天性耳聋患者、3556名药物性耳聋敏感者，避免了3.5万人发生药物性耳聋，产生了250亿元的经济效益。中国已经成为全球出生缺陷基因筛查的第一大国。以美国为例，如果耳聋婴儿在出生前就被筛查出来，将会节省400 000美元的特殊教育花费，对整个国家而言将减少100万美元的开销。

二、耳聋基因筛查方法的发展

纵观耳聋基因筛查方法的发展历程，早期的疾病预防性筛查是通过直接对个体的基因缺陷双脱氧或全序列进行测序分析；多基因SNP突变芯片选择突变数量小的基因测序；完成了60~70个已知与听力丧失有关的基因测序。但是，测序技术既耗时又费钱，不能做到大规模筛查。5年前，新一代测序技术以及芯片技术的涌现，对高通量的快速检测带来诸多便利。具体来讲，下一代测序（NGS）和有针对性的对已知耳聋基因的全序列捕获技术（TSC）测序速度/成本的发展使得遗传性听力丧失研究领域以快速的步伐前进。此后又逐步发展到NGS+外显子测序，实现了全序列所有编码区域基因组分析。最新的第三代测序技术使用了TSC、外显子全基因组测序方法。NGS被广泛地应用到各个不同的研究领域，目前已经确定了潜在的500个与听力丧失相关的基因。在未来的10年内，利用第三代测序技术的全基因组测序将可以应用到临床。对全部20 000~25 000个基因的基因组进行测序将可以以一个合理的成本来完成。

目前在全球基因芯片领域，采用直接测序技术每个测序片段需要5美元，既耗时又耗力。突变芯片用时比较少，但是不能做到高通量。第二代测序技术和下一代测序技术是未来的发展潮流。多基因SNP突变基因芯片具有如下的特点：测试短序列的已知具体基因突变的脱氧核糖核酸；可同时在多个平行的突变位点进行单独的基因分析。这是一个对实验室研究有针对性和有效的方法以及临床应用中突变筛查的第一步。

三、迈阿密大学耳研究中心耳聋基因筛查策略

迈阿密大学医学院是全美第二大医疗中心，下设5家附属医院。分别是迈阿

密荣军医院(Miami Veteran Affairs Medical Center)、杰克逊纪念医院(Jackson Memorial Hospital)、巴斯科姆帕尔默眼科医院(Bascom Palmer Eye Institute)和西尔维斯特综合癌症中心医院(The Sylvester Comprehensive Cancer Center)等,服务的对象从美国南部到拉丁美洲和加勒比地区等。迈阿密大学医学院耳研究中心开展的研究项目以及附属的机构有:人工耳蜗植入项目、颅底治疗中心、耳聋基因项目、临床听力学、助听器研发中心、梅尼埃病和平衡障碍的先进治疗中心、面部神经疾病项目、显微外科训练中心(RMSB)、巴顿家庭资源中心等。迈阿密遗传性耳聋中心是全美一流的基础研究和临床治疗中心,在聋病的早期诊断与预警策略方面,主要是做到临床管理和诊断,需要的技术是诊断、咨询和个性化测序;在聋病新基因的鉴定方面,主要是完成DNA样本收集、以人群为基础的队列数据、基因图谱和全基因组测序;在关键聋病基因的动物模型建立及其生物学功能研究方面,开展了在体和体外的结构功能研究以及基因/细胞/药物的基础研究。近年来中心不断促进基础研究向临床应用的转化,促进了耳鼻咽喉头颈成为国家重点学科,中心也成为美国国家卫生研究院(NIH)聋病重点实验室。中心与包括生物芯片北京国家工程研究中心在内的全球诸多医学中心建立了合作关系。

本人从20世纪90年代开始以第一作者或通讯作者身份在*Nat Genet*、*Lancet*、*Am J Hum Genet*、*Hum Mol Genet*、*PNAS*等20种国际著名期刊发表了150篇SCI研究论文,主持或参与了15%的新耳聋基因的发现工作,在美国建立了国际一流的遗传性耳聋基础和临床治疗中心。同时,建立了学科的基础和临床合作,团队成员包括研究生、博士后研究人员、临床医师和国际化科研人员。是目前美国在耳聋研究领域得到NIH资助最多的医学科学家。围绕从基础研究向临床应用的科研方向,成果已被*Science*、*Nat Genet*、*Nat Med*等期刊多次肯定性评价和引用,并获世界各大媒体及机构(*Times*、Rueter、NIH、新华社、《人民日报》等)的高度评价。目前,本中心致力于促进共创中美及全球聋病基因筛查策略,从临床来,通过基础研究,再转化到临床去。其中,机制研究方面需要研究致聋基因突变频谱、生物学功能、遗传校正,实现预警策略,包括早期诊断、干预和预防,从而最终实现降低聋病的发病率。

四、全球合作战略

本中心与多个研究机构合作开发的最新平台包括CapitalBio芯片处理系统、Illumina Genome Analyzer IIX(Solexa)平台。其中CapitalBio芯片处理系统是检测耳聋基因突变的筛查芯片,实现了4个常见耳聋基因的筛查,覆盖了9个已知常见的突变位点,特点是高通量和准确。Illumina Genome Analyzer IIX(Solexa)平台是检测基因外显子捕捉芯片,实现了 180 个全部已知的耳聋基因筛查和 64 个耳聋相关基因的筛查,可以发现致聋新基因和罕见新突变。中心与生物芯片北京国家工程研究中心合作构建了欧美第一张最常见耳聋突变位点芯片。博奥开发的白种人 9 个常见耳聋基因突变检测试剂盒(微阵列)是专门为了完成在欧洲和美国的遗传性耳聋相关基因的已知热点突变的快速高通量筛选而设计的,可以实现 4 个基因的 9 个突变(GJB2、GJB6、SLC26A4 和线粒体 12S rRNA)同时检测。

本人所在的迈阿密大学耳研究中心提出了 MOG 多基因高通量测序流程,包括:从医院获得样本,样本的质检,应用 MOG 试剂技术建立测序文库和测序,通过 MOG 分析程序做数据分析和出报告。要实现利用目标识别听力丧失的致病基因突变富集/下一代战略(MOG),已经完成如下的研究:目标富集/下一代战略更多考虑转录的时间和临床护理研究成本;为 180 个已知的目标大约为 1 MB 大小的耳聋致病基因定制捕获面板(由 Agilent 完成 DNA 设计)。这些结果证明了自定义捕获实验的准确性和可靠性。

五、结语

总之,应用从芯片到高通量新一代测序技术对聋病基因进行检测是精准医学的一个范例,基因检测已成为耳聋早期诊断、预防及治疗的重要手段。尤其在欧美国家,耳聋基因的早期筛查做得还不够到位。耳聋基因的突变是线粒体突变,属于母系突变,因此,如果筛查出来一个,就可以成功避免 10 个或更多耳聋病人的出现。成功的科学的关键是合作和激励员工的蓬勃发展,汇聚不同技能的研究人员,让他们去挑战、创造和实现新的和具有变革潜力的不同的项目。医学实践在各个学科领域正在迅速改变,人类遗传学/基因组学在临床实践中的应用正在得到越来越多的关注。

参考文献

[1] Green GE, Scott DA, McDonald JM, et al. Carrier rates in the midwestern United States for GJB2 mutations causing inherited deafness[J]. JAMA, 1999, 281(23): 2211- 2216.

[2] Gualandi F, Ravani A, Berto A, et al. Occurrence of del(GJB6-D13S1830) mutation in Italian non-syndromic hearing loss patients carrying a single GJB2 mutated allele[J]. Acta Otolaryngol Suppl, 2004, 552: 29-34.

[3] Gunther B, Steiner A, Nekahm-Heis D, et al. The 342-kb deletion in GJB6 is not present in patients with non-syndromic hearing loss from Austria[J]. Hum Mutat, 2003, 22(2): 180.

[4] Hu DN, Qui WQ, Wu BT, et al. Genetic aspects of antibiotic induced deafness: mitochondrial inheritance[J]. J Med Genet, 1991, 28(2): 79-83.

[5] Bitner-Glindzicz M, Lindley KJ, Rurland P, et al. A recessive contiguous gene deletion causing infantile

hyperinsulinism, enteropathy and deafness identifies the Usher type 1C gene[J]. Nat Genet, 2000, 26(1): 56-60.

[6] Blanton SH, Liang CY, Cai MW, et al. A novel locus for autosomal dominant non-syndromic deafness (DFNA41) maps to chromosome 12q24-qter[J]. J Med Genet, 2002, 39(8): 567-570.

[7] Bolz H, von Brederlow B, Ramirez A, et al. Mutation of CDH23, encoding a new member of the cadherin gene family, causes Usher syndrome type 1D[J]. Nat Genet, 2001, 27(1): 108-112.

[8] Bolz H, Schade G, Ehmer S, et al. Phenotypic variability of non-syndromic hearing loss in patients heterozygous for both c.35delG of GJB2 and the 342-kb deletion involving GJB6[J]. Hear Res, 2004, 188(1-2): 42-46.

[9] Bork JM, Peters LM, Riazuddin S, et al. Usher syndrome 1D and nonsyndromic autosomal recessive deafness DFNB12 are caused by allelic mutations of the novel cadherin-like gene CDH23[J]. Am J Hum Genet, 2001, 68(1): 26-37.

[10] Boughman JA, Vernon M, Shaver KA. Usher syndrome: definition and estimate of prevalence from two high-risk populations[J]. J Chronic Dis, 1983, 36(8): 595-603.

[11] 刘学忠, 欧阳小梅, Yan D, 等. 中国人群遗传性耳聋研究进展[J]. 中华耳科学杂志, 2006, 4(2): 81-89.

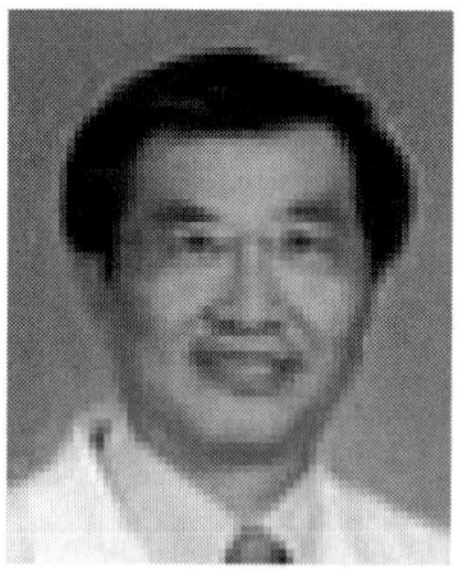

刘学忠 美国迈阿密大学终身教授和讲席教授(Miller Endowed Professor),迈阿密大学耳鼻咽喉头颈外科系科研主任和系副主任,美国外科学院院士,迈阿密大学遗传性耳聋中心主任,美洲华人遗传协会(ACGA)会长,中国杰出海外青年基金获得者,中国人民解放军总医院(301医院)教授,湖南省"芙蓉学者计划"讲座教授。

刘博士长期从事耳聋的遗传及听力学研究,是遗传性耳聋研究领域的世界知名专家,是全美华人中最成功的医生兼科学家之一。成功建立了国际最领先的耳聋分子研究和临床治疗中心。近5年主持多项(超过1000万美元)美国国家卫生研究院(NIH)的项目,是目前美国在耳聋研究领域最成功得到NIH资助的医学科学家。由于NIH对其研究项目的支持,使得迈阿密大学耳鼻咽喉头颈外科跻身2013年全美前15科(系)。刘博士的杰出贡献从根本上改善了耳聋和听力障碍患者的临床治疗。他的多项研究成果代表了本领域的国际领先水平,且具有里程碑式的贡献。他的研究成果为更优化的遗传咨询、临床管理和耳聋治疗方案奠定了基础。他的团队已经成功完成14%的人类耳聋基因的鉴别。从20世纪90年代开始刘博士以第一作者及通讯作者在*Nat Genet*、*Lancet*、*Am J Hum Genet*、*Hum Mol Genet*、*PNAS*等20种学术期刊发表了150篇SCI研究论文(其中15篇他引超过1262次)。这些研究成果已被*Science*, *Nat Genet*, *Nat Med*等期刊多次肯定性评价和引用。曾获世界知名媒体及机构(《泰晤士报》,路透社,美国国家卫生研究院,新华社,《人民日报》等)的高度评价。参编专著7部,被邀请出席国际会议或讲座80次,担任多个国际有影响期刊的审稿人和多个国际科研基金的评委,在耳鼻咽喉科学基础研究及耳聋临床研究中取得了国际同行认可的创新性成就。培养了多名来自美国、日本、中国、南非的博士、博士后和耳鼻咽喉科医师。上述这些成就使得刘博士获得了美国大学最高教授职位(讲席教授),并成为全美第一个担任耳鼻咽喉头颈外科系副主任和系科研主任的华人医生。

儿童神经遗传病的分子诊断价值探讨

封志纯

北京军区总医院附属八一儿童医院

摘要：神经系统遗传病占全部遗传病的60%以上，大多起源于小儿时期，通过分子诊断提高儿童神经遗传病的诊断率具有重大意义。我们通过临床与科研结合，探索出了一套先临床诊断后分子诊断的诊断路径，并利用这套诊断路径对智力障碍和神经肌肉病的诊断进行了分析，发现分子诊断可使过去大部分的"特发性"疾病明确病因，从而显著提高了诊断率。

关键词：神经系统遗传病；分子诊断；智力障碍；神经肌肉病

一、神经系统遗传病简介

儿童期是人生的第一阶段，很多遗传性疾病都是在儿童阶段，尤其是新生儿阶段发生的。因此，分子诊断在这方面应该有广阔的应用前景，我们首先开展了神经遗传病的相关工作。

神经系统遗传病占全部遗传病的60%以上，人类有5000多种单基因遗传病，累及神经系统的约占50%，而神经系统遗传病大部分起源于小儿时期。儿童神经系统疾病中已明确或可能与遗传相关的疾病占56.9%。

神经系统遗传病按遗传方式划分，可分为染色体病、单基因遗传病、多基因遗传病和线粒体遗传病；按发病时期划分，则可以分为出生后、婴儿期、儿童期等，但大多数都出现在30岁之前；按受累部位划分，可以分为中枢神经系统疾病和外周神经系统疾病；按临床表现划分，可以大致归纳为"瘫""傻""抽""混"四类，这四类临床表现相互交叉，可与其他异常一起呈现为综合征。总的来说，在儿科各类疾病中，神经系统疾病种类繁多、病理损害广泛、临床表现复杂、症状体征多样。因此，这类疾病对遗传诊断技术方法的依赖性较强、要求较高。

通过与博奥生物合作，由博奥生物提供技术支撑，我们进行临床应用，建立起了一套临床诊断路径。第一步，进行病史采集，获取患者胎儿期不良因素接触史、重大疾病史、脑损伤史、生长发育史等相关信息。第二步，进行体格检查、生化检验与影像学检查，并对患者进行家系分析和临床诊断。通过这些方法，可以对环境因素造成的疾病进行诊断。如果是环境因素导致的发病，则可以根据病因，对患者开展个体化治疗。若无明显环境因素干预，则进入第三步，通过染色体核型分析等常规路径，或者基因芯片、二代测序等创新路径，进行遗传诊断，并提供相应的遗传咨询。

二、智力障碍的诊断

我们将以上的诊断路径，应用于智力障碍的诊断。智力障碍以认知功能和社会功能缺陷为主要的临床特征，群体发病率为1%~3%。发病原因既有环境因素，也有遗传因素。我们研究了智力、语言、运动能力障碍与社会适应行为能力低下的患者，共计160例，其中男性104例、女性56例；年龄介于4个月~60岁。我们先后对这些病例进行了临床诊断和血串联质谱筛查、尿气质联用筛查、MLPA技术等常规遗传诊断，发现在160个病例中，76例是由环境因素造成的，另有11例可以通过常规遗传诊断方法做出诊断，余下的73例则无法确认。

之后，我们进入创新路径，进一步诊断。在收集到的73例患者中，选择40例中-重度患儿的样本，利用二代测序技术对384个智力障碍基因进行深度测序，并进行单核苷酸多态性(SNP)数据分析、插入/缺失(InDel)分析和外显子大片段缺失/重复分析。在以上的测序中，平均测序深度为300X，平均目标基因覆盖率达98.4%，同时，利用Sanger及MLPA技术对测序结果的有效性进行验证，未发现假阳性或假阴性结果。检测结果显示：40例患者中，有18例携带致病点突变，2例携带基因拷贝数变异，检出率达50%。

在这些病例中，我们发现了进行性肌营养不良(DMD)的非典型突变。典型的DMD病例中65%~75%属于外显子的缺失或重复。第一个病例是一名28岁的男性，身材矮小，重度智力障碍，运动功能正常。我们发现了剪切突变：chrX-32509638 NM_004010 exon21 c.2012-3T>C。根据Hwa等的报道，携带相同突变位点的男性患者，应具有典型的DMD症状[1]，而本病例呈明显表型异质性。第二个病例为11个月大的男性患儿，运动能力发育落后，四肢肌张力低下，肌酸磷酸激酶(CK)值在正常范围。利用MLPA检测外显子缺失、重复，结果正常。而二代测序的结果呈错义突变：chrX-32563348 exon17 c.2072C>G p.A691G，该突变的致病性未见报道。我们发现，该突变将导致高度保守的氨基酸残基发生改变，结合Redin等的报道[2]，判定c.2072C>G p.A691G为致病性突变。

我们还发现了非典型的 RETT 综合征。该病例为一学龄前男童，身材矮小，小头畸形，携带 MECP2（c.535C>T p.R179W）突变。此前，Couvert 等报道了 4 例男性患者携带相同的病变[3]，临床上表现为智力障碍、静止性震颤、肥胖；但以上病例均无典型的发育倒退、刻板行为。

此外还有 Williams 综合征，这是一种罕见的多系统性神经发育障碍，拷贝数变异导致了智力障碍，是由染色体 7q11.23 微缺失引起的，发病率为 1/10 000。典型的临床特征包括：主动脉瓣上狭窄、特殊面容、智力障碍、对人友善热情、生长发育迟缓。患者的表型多样，轻重程度不同。病例一的症状有：轻度智力障碍，面容异常，语言能力较认知能力强，手关节异常，但无内分泌系统异常及主动脉瓣上狭窄。测序结果表明，该例是由 7q11.23 微缺失导致的 Williams 综合征。而另一个基因 22q11.2 缺失会造成 DiGeorge 综合征，这是人类最常见的先天畸形综合征，发病率约为 1/4000 活产婴儿。病例二同时存在 7q11.23 和 22q11.2 缺失，表现为 Williams 综合征合并 DiGeorge 综合征。该女性患者的症状有智力障碍、面容畸形、腭裂、视力及听力障碍。

总结一下，在 160 例智力障碍患者中，通过临床检查，76 例明确病因，诊断率为 47.50%；利用遗传学技术将病因诊断率升至 66.88%，提高了 19.38%。其中，通过染色体核型分析，4 例明确病因，诊断率为 2.50%。另外，通过分子诊断，31 例明确病因，诊断率为 16.88%。在分子诊断明确的病例中，利用 MLAP 技术的有 7 例，诊断率为 4.38%；利用二代测序技术的有 20 例，诊断率为 12.50%。

三、神经肌肉病的诊断

我们还分析了神经肌肉病——肌张力低下的病因诊断。肌张力低下的病因分为先天性和后天获得性。先天性病因中以遗传因素最常见，由遗传因素导致的肌张力低下类疾病超过 500 种，其中许多疾病的病因机制通过分子诊断技术也得以发现。

本研究共纳入了 214 个病例。沿用上文提到的诊断路径，先进行临床诊断，再进行常规的分子诊断，最后利用二代测序进行诊断。在二代测序阶段，我们对 117 个目标基因进行了检测。典型的例子是先天性肌病，以先天性肌纤维异常为病理特征，目前有几十种。多数在婴儿早期即有肌力和肌张力低下，严重者呼吸功能不全，导致新生儿期死亡。一个典型病例是一位女性患儿，产后 7 天，试管婴儿。主因肌张力低下 7 天入院，查体发现四肢肌力及肌张力低，原始反射未引出，自主呼吸弱。对其进行血、尿遗传代谢筛查及 Prader-Willi 综合征、脊肌萎缩症、溶酶体酶活性检测，结果均为阴性。为了进行遗传咨询和产前诊断，我们进行了二代测序，发现 TTN exon46 c.14847T > A（p.Y4949X）het 和 TTN exon46 c.14893C > G（p.P4949A）het 两个基因异常。

总结一下，在 214 例新生儿期肌张力低下的患者中，通过临床检查，有 28 例明确病因，诊断率为 13.08%；通过遗传学技术，将病因诊断率提升至 67.72%，提高了 54.64%。其中，通过染色体/质谱分析，有 62 例明确病因，诊断率为 28.97%；通过 PCR 和二代测序这两种分子诊断技术，诊断率分别为 15.89% 和 9.81%。

四、结语

总的来说，研究表明，对于儿童神经系统遗传病，分子诊断可使过去的“特发性”疾病中的大部分明确病因，而二代测序技术可将诊断率提高 10% 以上。在不同的临床表现分类上，病因构成有差异，其中新生儿肌无力遗传病因比例较大，遗传代谢病因占一定的比例；在智力障碍患儿中，环境病因所占比例接近 50%，亚端粒拷贝数异常也占一定的比例。

在未来的工作中，为了得到更加确切的结果，我们将扩大样本。在扩大样本前，我们将进行诊断方法的卫生经济学决策分析，优化诊断过程。此外，我们将对尚未明确病因的患儿应用全基因测序研究，期望能将确认率提高到 100%。

参考文献

[1] Hwa HL, Chang YY, Huang CH, et al.Small mutations of the DMD gene in Taiwanese families[J]. J Formosan Med Ass, 2008, 107(6): 463-469.

[2] Claire R, Bénédicte G, Julia L, et al.Efficient strategy for the molecular diagnosis of intellectual disability using targeted high-throughput sequencing.[J].J Med Genet, 2014, 51(11): 724-736.

[3] Couvert P, Bienvenu T, Aquaviva C, et al.MECP2 is highly mutated in X-linked mental retardation[J].Hum Mol Genet, 2001, 10(9): 941-946.

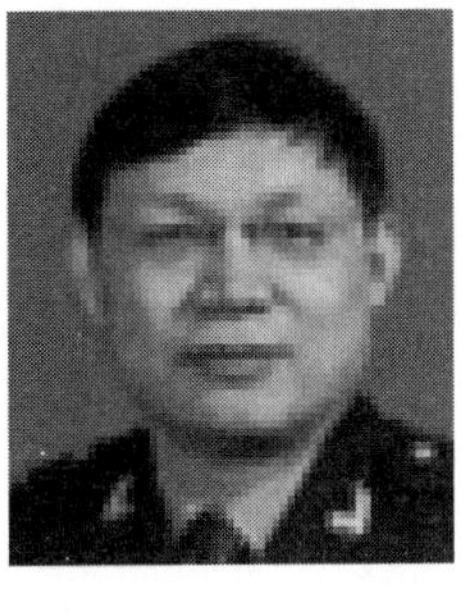

封志纯 教授、主任医师、博士生导师，获国务院政府特殊津贴专家，军队科技创新群体带头人，技术三级。现任中国人民解放军北京军区总医院附属八一儿童医院院长，全军儿科研究所所长，发育生物学全军重点实验室主任，儿童器官功能衰竭北京市重点实验室主任。兼任中国医师协会新生儿科医师分会会长，中国医学救援协会副会长兼儿科救援分会会长，全军医学会计划生育优生优育分会主任委员，北京市医学会围产医学分会主任委员，中华医学会围产医学分会常务委员，中华医学会儿科分会委员；《发育医学电子杂志》主编,《中华儿科杂志》《中华围产医学杂志》副总编。

专业为新生儿及儿童重症医学。获国家科技进步奖二等奖1项,军队医疗成果奖一等奖3项、二等奖6项,北京市科学技术奖二等奖2项。培养博士后、博士生、硕士生90余名。荣立三等功4次、二等功3次。获中国人民解放军四总部表彰爱军精武标兵、全军杰出专业技术人才、全国优秀科技工作者、北京市健康卫士等奖励。

基于孕妇外周血血浆游离 DNA 的产前诊断应用进展

尹爱华

广东省出生缺陷干预省级中心

广东省妇幼保健院

摘要:1997 年孕妇外周血中胎儿游离 DNA 的发现,为无创产前诊断的发展开辟了新篇章。本文对胎儿游离 DNA 进行了简要的介绍,并对其在无创染色体非整倍体检测、无创胎儿染色体微缺失/重复检测、单基因遗传病等领域的应用进行了探讨。

关键词:无创产前诊断; 胎儿游离 DNA; 染色体异常检测

一、胎儿游离 DNA(cell-free fetal DNA,cffDNA)概述

以前,常规的产前诊断技术都需要通过穿刺的方法来获取胎儿的组织,并进行遗传学检测。但是,这样的方式可能带来一定程度上的流产风险。1997 年,Lo 团队发现,孕妇外周血中存在胎儿游离 DNA,并借助分子诊断相关技术进行了产前诊断,开创了一种无创、准确、快速、经济的产前诊断的新方法。

目前,cffDNA 的来源尚无定论,主要存在下述四种可能的机制:

(1) 主体源于胎盘滋养细胞,小部分源于胎儿造血细胞;

(2) 胎儿组织在发育工程中自然凋亡;

(3) 胎儿 DNA 直接从胎儿组织中释放,经母—胎界面进入母血中;

(4) 母血中胎儿细胞被母体识别为异物,细胞核膜溶解,DNA 释放入母血循环中。

CffDNA 有非常明确的生理特征。首先,其浓度随着孕周增加而增加,且其总体浓度是外周血中胎儿细胞的 1000 倍;其次,大部分胎儿 DNA 的长度都短于 300 bp;第三,胎盘娩出后 40 分钟~3 小时内,cffDNA 会被快速清除,可以很好地

避免前次妊娠的假阳性。

由于具有这些特点，利用 cffDNA 进行胎儿染色体疾病、遗传性疾病等相关的检测和研究迅速成为热点。

二、在无创染色体非整倍体检测的应用研究

常见的染色体非整倍体疾病包括唐氏综合征、18 三体综合征、特纳综合征、超雌/超雄综合征等。非整倍体检测是目前利用 cffDNA 可以进行的产前检测项目中，为数不多的已经走向临床的一个应用。

无创染色体非整倍体检测原理如下：通过采集孕妇外周血，提取游离 DNA，采用新一代高通量测序技术，结合生物信息学分析，得出胎儿患“染色体非整倍体”的风险率。此检测的结果判断标准为如下公式：

$$\text{ChrN 唯一定位序列百分比} = \frac{\text{ChrN 唯一定位序列数目}}{\text{所有唯一定位序列数目}}$$

$$\text{检测样品 ChrN 的 Z 值} = \frac{\text{检测样品 ChrN 唯一定位序列百分比} - \text{参考样品 ChrN 唯一定位序列百分比平均值}}{\text{参考样品 ChrN 唯一定位序列百分比方差}}$$

通常认为，Z 值小于 3 时胎儿正常，Z 值大于 3 时胎儿为三体。

由于二代测序技术的日益成熟，这样的检测可以在很多测序平台上轻松完成。为了适应临床应用，我们更应该关注质量控制环节，即如何保证测量的结果真实有效，避免假阳性和假阴性。临床上共有六种常用的质控方法。

（1）质控 1：胎儿游离 DNA 浓度

利用多重 SNP 法或 Y 染色体法可以进行胎儿游离 DNA 浓度测定。胎儿 DNA 浓度低会导致假阴性的风险增大，通常认为胎儿 DNA 浓度低于 4%时不适合进行无创产前检测。

（2）质控 2：片段筛选

片段筛选的主要意义在于，排除母体基因组 DNA 的干扰。

（3）质控 3：文库浓度测定

利用 q-PCR 法测定每个样本测序数据符合质控标准。

（4）质控 4：数据质量标准

（5）质控 5：多重数据归一化方法

（6）质控 6：分段式结果判断

其中,质控 4、5、6 均可由软件自动判别。

这样的产前诊断方法适合所有希望进行染色体非整倍体产前筛查的单胎/双胎孕妇,尤其适用于 35 岁以上的高龄孕妇、拒绝做羊水穿刺者、有穿刺禁忌证的孕妇等。但若孕妇本人为“染色体非整倍体”患者,或孕妇怀有三胎及以上多胎,则不适合此项检测。

目前,采用该方法已完成临床样本检测 10 075 例,已随访 8800 例,对高风险的灵敏度和低风险的特异度均为 100%。

三、在无创胎儿染色体微缺失/重复检测的方法学探索

胎儿的“染色体非整倍体”异常很容易利用分子诊断技术进行识别,则诊断的难度就会显著增长。我们提出了一套针对此问题的研究方法。

(1) 参考数据库的建立

选择 *PNAS* 文章实验中入选的 2000 例孕妇血浆样本,经出生后随访明确胎儿无染色体疾病,制定染色体上各个片段的参考(reference)数据库。

(2) 异常胎儿孕母外周血模型的建立

选择已知染色体不平衡结构异常的成人基因组 DNA,片段化按比例混入正常片段化后的基因组 DNA 中,模拟不同孕周胎儿 DNA 在孕母外周血中的浓度及含量情况,比较不同浓度不同测序通量情况下的准确率。

优化反应条件之后,我们得到的结论如下:

3M 测序深度可检测 10%的>5 Mb 的染色体异常。

10M 测序深度可检测全部>1 Mb 的染色体异常。

(3) 临床验证

同时对 1476 例产前超声检查异常的病例进行介入性产前诊断及无创新方法检测,对比二者的结果,评估新方法的准确性。

实验结果如下:

测序量为 3M reads 时,对于>5 Mb 的异常,灵敏度为 98.3%,特异度为 98.1%。

测序量为 10M reads 时,对于>1 Mb 的异常,灵敏度为 98.6%,特异度为 95.7%。

因此我们的结论如下:

(1) 基于半导体测序平台的无创产前基因检测技术(NIPT)评估胎儿游离 DNA 浓度是可靠的。

(2) 基于半导体测序平台的 NIPT 技术可检测>1 Mb 的染色体异常。

（3）基于半导体测序平台的 NIPT 技术的优点为安全、经济，为产前评估胎儿预后提供了可靠的信息。

四、在单基因遗传病中的应用研究

在解决了婴儿染色体微缺失/重复的问题之后，下一个阶段性目标就是利用 NIPT 技术检测单基因遗传病。针对地中海贫血、肝豆状核变性等常见的单基因遗传病，文献中已经有一些基本的检测思路，但这一部分的实验还在进行中，更多的数据我们期待在来年的分子诊断大会上与大家分享。

参考文献

[1] Lo YMD, Corbetta N, Chamberlain PF, et al. Presence of fetal DNA in maternal plasma and serum[J]. Lancet, 1997, 350(9076): 485-487.

[2] Lo YMD, Tein MSC, Lau TK, et al. Quantitative analysis of fetal DNA in maternal plasma and serum: implications for non-invasive prenatal diagnosis[J]. Am J Hum Genet, 1998, 62(4): 768-775.

[3] Li Y, Zimmermann B, Rusterholz C, et al. Size separation of circulatory DNA in maternal plasma permits ready detection of fetal DNA polymorphisms[J]. Clin Chem, 2004, 50(6): 1002-1011.

[4] Yin A, Ng EHY, Zhang X, et al. Correlation of maternal plasma total cell-free DNA and fetal DNA levels with short term outcome of first-trimester vaginal bleeding[J]. Hum Reprod, 2007, 22(6): 1736-1743.

[5] Chim SSC, Shing TKF, Hung ECW, et al. Detection and characterization of placental microRNAs in maternal plasma[J]. Clin Chem, 2008, 54(3): 482-490.

[6] Deng YH, Yin AH, He Q, et al. Non-invasive prenatal diagnosis of trisomy 21 by reverse transcriptase multiplex ligation-dependent probe amplification[J]. Clin Chem Labor Med, 2011, 49(4): 641-646.

[7] Yin A, Zhang X, Wu J, et al. Screening significantly hypermethylated genes in fetal tissues compared with maternal blood using a methylated-CpG island recovery assay-based microarray[J]. BMC Med Genomics, 2012, 5(1): 26.

[8] Liao C, Yin A, Peng C, et al. Non-invasive prenatal diagnosis of common aneuploidies by semiconductor sequencing[J]. Proc Nat Acad Sci, 2014, 111(20): 7415-7420.

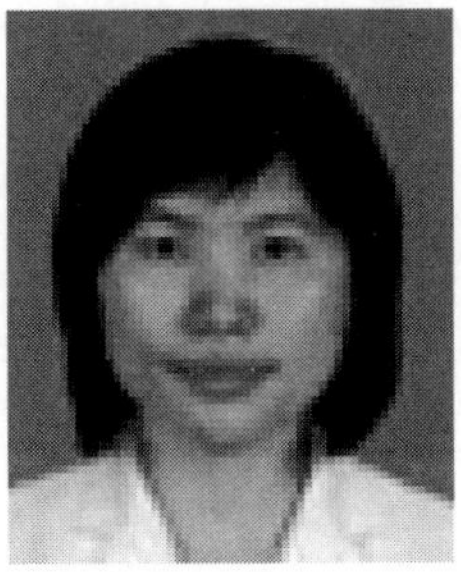

尹爱华 博士，博士生导师，教授，副主任医师，广东省妇幼保健院院区副主任、科主任。

兼任中国妇幼保健协会细胞分子遗传专业专家委员会副主任委员，中华医学会医学遗传学分会临床遗传学学组委员，广东省医学会妇幼保健分会产前诊断学组主任委员、广东省医学遗传学会常务委员、广东省地中海贫血防治协会副会长，广东省妇幼保健协会常务理事，广东省地贫干预项目专家组组长，广东省优生优育协会分子遗传与生化遗传常务委员兼遗传咨询专业委员会委员。

主要学科带头人，研究方向为分子遗传与产前基因诊断，在疑难遗传病的遗传咨询与精准诊疗方面有较深造诣。承担国家自然科学基金课题1项、科技部"863"计划课题1项，以及多项省、市级课题。在国内外学术期刊发表论文近30篇，其中SCI论文8篇；获得2项国家发明专利授权。

分子遗传检测结果报告与解释

李金明

国家卫生和计划生育委员会临床检验中心

摘要：在检验医学中，分子诊断领域发展迅速，并且在某些疾病的诊断和治疗中往往起到了决定性的作用。分子诊断的结果分析需要专业的检验医师，检测报告也需要规范统一的格式，以便检验医师、临床医生和患者之间准确的信息交流。所以，本文提出了分子诊断检测报告的基本格式，并强调了检测医师在整个分子诊断过程中的重要性。

关键词：分子诊断；检测报告；检测医师

一、分子诊断概要及结果报告的内容和格式

分子诊断是整个检验医学中发展最快、最有活力的领域，在某些疾病的诊断和治疗中往往起决定性的作用。临床分子诊断检测技术的发展历程有以下几个里程碑：① 1953 年，DNA 双螺旋的发现；② 1963 年，放射免疫测定技术的发明；③ 1972—1977 年，重组 DNA 技术及核酸测序方法的发明；④ 1983 年，PCR 技术的发明；⑤ 1991—1993 年，实时荧光 PCR 技术及芯片技术的发明；⑥ 2003 年，人类基因组计划基本完成；⑦ 2007 年至今，新一代高通量测序技术的发明。现代的诊断医学着重在疾病的预测、诊断、检测和预后评估，并且发展出了精准医学计划、新生儿测序计划等。目前在分子诊断医学中常用的分子检测包括感染性病原体核酸的检测、肿瘤靶向药物治疗基因突变、单基因遗传病基因突变的检测、无创产前检测等。并且，美国食品药品管理局（FDA）推荐了常见疾病的检测基因以及与其相对应的治疗药物。

一次完整的分子诊断流程包括：① 检验申请单的递交，样本的采集、运输和保存；② 室内质控与室间质评；③ 检测报告解释及临床应用。其中检测报告的解释与临床应用涉及实验人员和临床医生之间的信息沟通，如何使临床医生准确地

读出检测报告的含义并用于临床治疗对精准医疗起到了承上启下的作用。所以检测结果的内容和格式需要进行标准化。

一份完整的遗传检测报告至少要包括以下信息[1]:① 将报告与特定患者联系在一起的唯一编号;② 咨询人员的姓名和联系方式;③ 与检测结果解释有关的特定的信息和检测性能;④ 标本类型;⑤ 标本接收日期;⑥ 检测实验室名称、地点和咨询实验室;⑦ 检测结果;⑧ 根据检测特性和提供给实验室的信息对结果的解释;⑨ 报告批准人签字;⑩ 实验室联系方式;⑪ 报告日期;⑫ 适当时还应包括建议的有资质的遗传咨询人员、对其家庭成员的意义和进一步的检测建议等。

除了完整的报告,往往还需要检测医师对报告进行解释并与临床医生进行沟通。所谓检测医师即是精通检测的流程、结果的意义以及各项指标间相互内在关系的医师。例如,作为分子检验医师应该懂得哪些信号传导通路与肿瘤的发生发展有关、针对疾病如何进行靶向治疗以及靶向治疗的药物有哪些、有哪些基因的多态性(SNP)会影响药物代谢的能力等。

二、检测医师准确运用基本概念的重要性

检测医师对基本概念的运用在诊断解释中起着重要的作用。本文以染色体非整倍体无创产前检测(NIPT)为例,来说明基本概念的运用对患者了解自身病情的重要性。NIPT 的原理如下:以 21 号染色体为例,假设每毫升母体外周血中的染色体有 1000 份基因组当量,母体染色体所占比例为 900 份,胎儿染色体所占比例为 100 份。对于怀有正常胎儿的孕妇,胎儿的 100 份中含有 200 条 21 号染色体单体,母亲的 900 份中含有 1800 条 21 号染色体单体,两者相加,共有 21 号染色体单体 2000 条。对于怀有 21 三体综合征胎儿的孕妇,由于胎儿的 21 号染色体多出一条,则胎儿的 100 份基因组当中含有 300 条 21 号染色体单体,母亲的 900 份基因组当量中含有 1800 条 21 号染色体单体,两者相加,共有 21 号染色体单体 2100 条。根据数理统计的原理和血浆 DNA 测序的结果,可辅助判断孕妇是否怀有 21 三体综合征胎儿。

目前检测报告中描述结果可靠性的有假阳性率、假阴性率、阳性预测值和阴性预测值等概念,假阳性率为假阳性个数/(真阴性个数+假阳性个数),而阳性预测值为真阳性个数/(真阳性个数+假阳性个数)。据《新英格兰医学杂志》报道[2],传统唐氏筛查方式和 NIPT 得到的阳性预测值分别为 3.4%和 80.9%,也就是说用不同的方法测得的结果的可靠性差别很大,如果不通过基本概念将结果的可靠性告知患者,可能会使患者误解自己的病情。

对于结果报告,有些实验室用“阳性”或“阴性”,而有些则报告非整倍体的

机会，最常用“>99%”表示高风险，“<1/10 000”表示低风险，这些报告方法对于产科医生和患者不如阳性预测值或残留风险那么有用。鉴于这些数据在为患者关于其筛查检测结果提供准确的和可理解的信息中的重要性，美国妇产科医师协会（ACOG）和美国母胎医学会（SMFM）建议所有实验室对每一个染色体非整倍体检测结果报告以“阳性预测值”和“残留风险值”来表示[3]。

三、检测医师对知识不断更新的重要性

检测报告中，除了基本概念的规范有很大的重要性外，检测医师对知识的不断更新也至关重要。以下以肺癌基因突变检测与临床用药为例加以说明。非小细胞肺癌主要的靶向药物作用位点包括 EGFR、KRAS 和 EML4－ALK。其中，EGFR 突变的发生率在西方国家为 10%，在亚洲人群达 50%，在不吸烟、女性及非黏液性肿瘤患者中发生率更高，EGFR18、19、21 号外显子突变为激活突变，其中以 19 号外显子缺失突变和 21 号外显子 L858R 突变最为常见，EGFR20 号外显子插入突变和 T790M 点突变为耐药突变，其中 T790M 为最常见的耐药突变，EGFR 基因突变是 EGFR－TKIs 治疗最佳的预测因子。KRAS 突变在非亚洲人群、吸烟者以及黏液性腺癌患者中最常见，KRAS 突变主要集中于 12、13、61 号密码子上，KRAS 突变预示非小细胞肺癌患者生存结果较差，对铂类/长春瑞滨或 EGFR－TKIs 治疗耐药，如果患者明确存在 KRAS 突变，应首先考虑厄洛替尼以外的治疗方法。ML4－ALK 易位更易发生在年轻和（或）更晚期的非小细胞肺癌患者中，2012 年《美国国家综合癌症网络（NCCN）指南》（以下简称《NCCN 指南》）明确提出荧光原位杂交（FISH）为 EML4－ALK 检测的金标准，存在 EML4－ALK 易位的患者对 ALK－TKIs 治疗疗效显著。《NCCN 指南》在不同年份对非小细胞肺癌的治疗方案变化如图 1 所示。

A

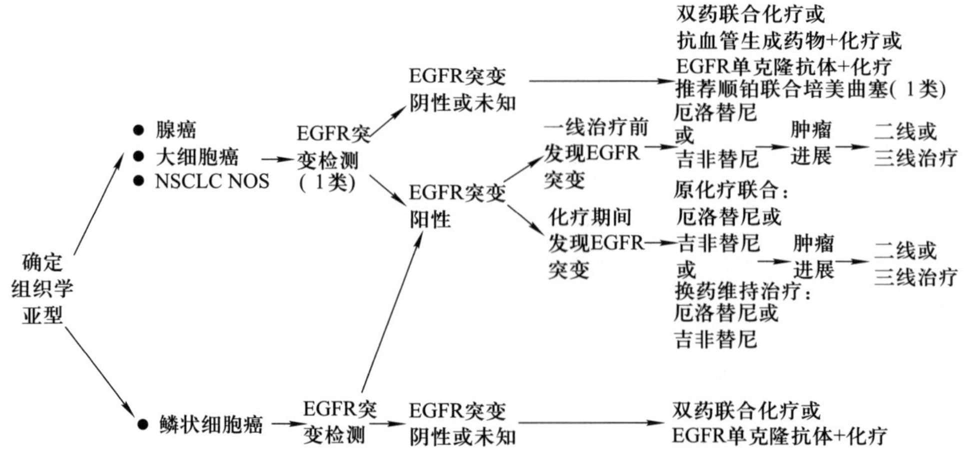

B

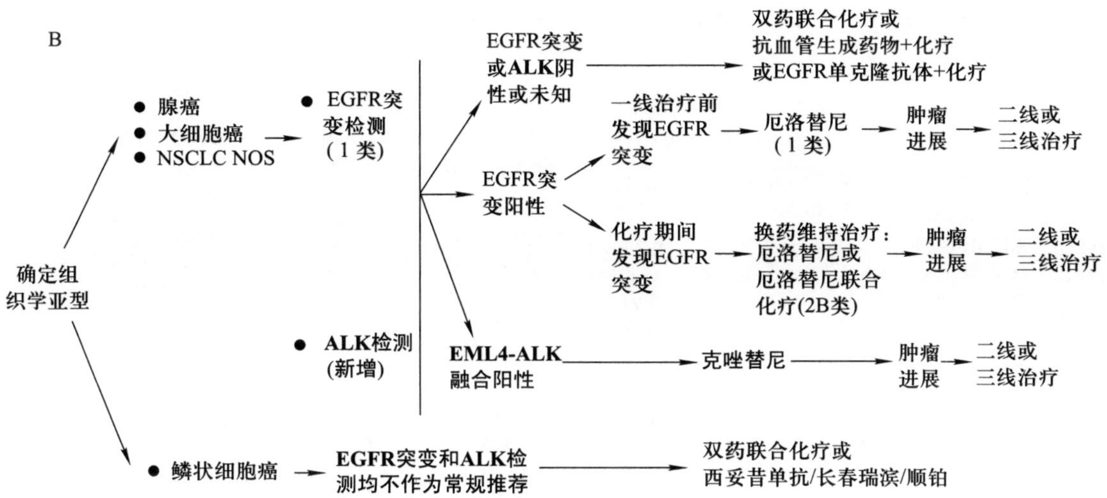
确定组织学亚型
● 腺癌
● 大细胞癌
● NSCLC NOS
● EGFR突变检测（1类）
● ALK检测（新增）
EGFR突变或ALK阴性或未知
双药联合化疗或抗血管生成药物+化疗或EGFR单克隆抗体+化疗
EGFR突变阳性
一线治疗前发现EGFR突变
厄洛替尼（1类）
肿瘤进展
二线或三线治疗
化疗期间发现EGFR突变
换药维持治疗：厄洛替尼或厄洛替尼联合化疗(2B类)
肿瘤进展
二线或三线治疗
EML4-ALK融合阳性
克唑替尼
肿瘤进展
二线或三线治疗
● 鳞状细胞癌
EGFR突变和ALK检测均不作为常规推荐
双药联合化疗或西妥昔单抗/长春瑞滨/顺铂

C

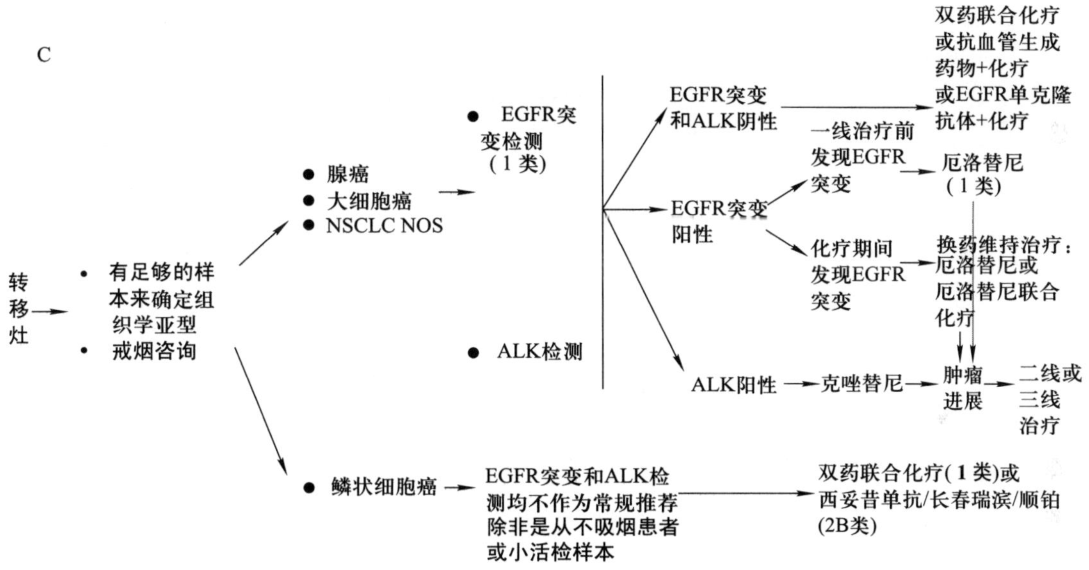
转移灶
• 有足够的样本来确定组织学亚型
• 戒烟咨询
● 腺癌
● 大细胞癌
● NSCLC NOS
● EGFR突变检测（1类）
● ALK检测
EGFR突变和ALK阴性
双药联合化疗或抗血管生成药物+化疗或EGFR单克隆抗体+化疗
EGFR突变阳性
一线治疗前发现EGFR突变
厄洛替尼（1类）
化疗期间发现EGFR突变
换药维持治疗：厄洛替尼或厄洛替尼联合化疗
ALK阳性
克唑替尼
肿瘤进展
二线或三线治疗
● 鳞状细胞癌
EGFR突变和ALK检测均不作为常规推荐除非是从不吸烟患者或小活检样本
双药联合化疗(1类)或西妥昔单抗/长春瑞滨/顺铂(2B类)

D

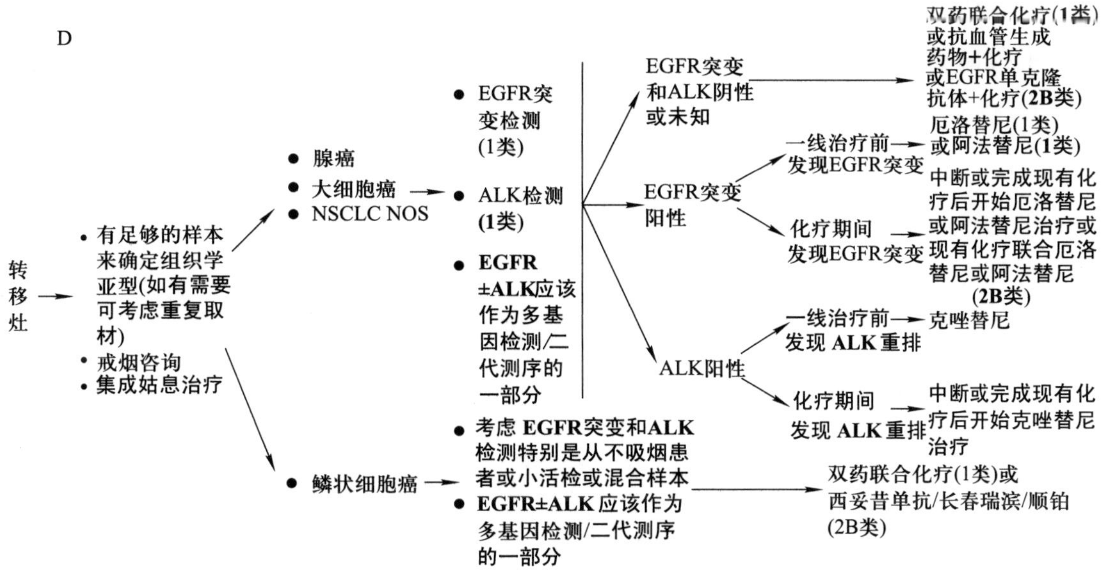
转移灶
• 有足够的样本来确定组织学亚型(如有需要可考虑重复取材)
• 戒烟咨询
• 集成姑息治疗
● 腺癌
● 大细胞癌
● NSCLC NOS
● EGFR突变检测(1类)
● ALK检测(1类)
● EGFR ±ALK应该作为多基因检测/二代测序的一部分
EGFR突变和ALK阴性或未知
双药联合化疗(1类)或抗血管生成药物+化疗或EGFR单克隆抗体+化疗(2B类)
EGFR突变阳性
一线治疗前发现EGFR突变
厄洛替尼(1类)或阿法替尼(1类)
化疗期间发现EGFR突变
中断或完成现有化疗后开始厄洛替尼或阿法替尼治疗或现有化疗联合厄洛替尼或阿法替尼(2B类)
ALK阳性
一线治疗前发现 ALK 重排
克唑替尼
化疗期间发现 ALK 重排
中断或完成现有化疗后开始克唑替尼治疗
● 鳞状细胞癌
● 考虑 EGFR突变和ALK检测特别是从不吸烟患者或小活检或混合样本
● EGFR±ALK 应该作为多基因检测/二代测序的一部分
双药联合化疗(1类)或西妥昔单抗/长春瑞滨/顺铂(2B类)

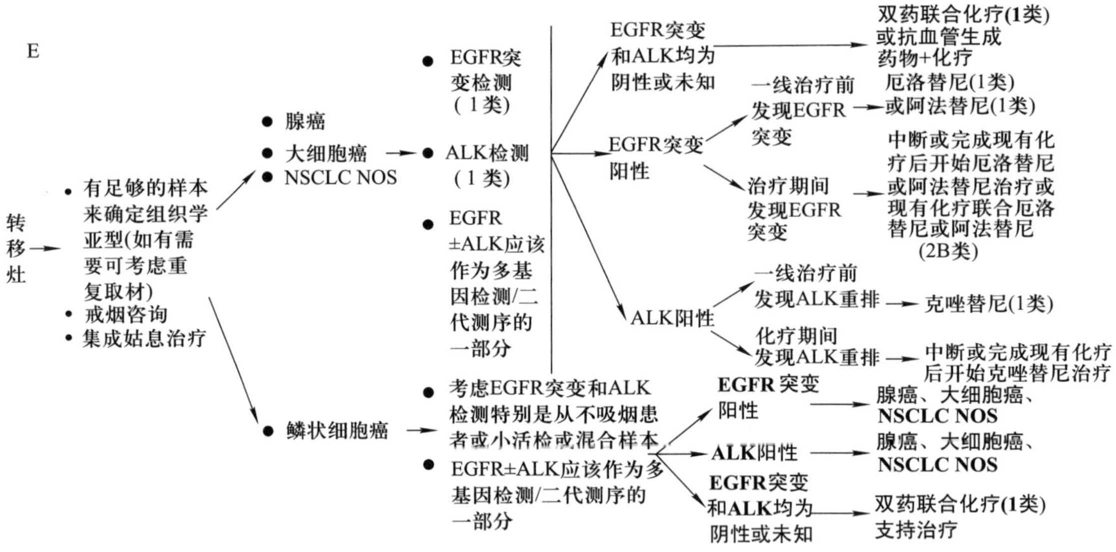

图 1　不同年份《NCCN 指南》对非小细胞肺癌(NSCLC)治疗手段的变化

(黑体字为改进的治疗手段)

A,2011 版;B,2012 版;C,2013 版;D,2014 版;E,2015 版.

NCCN,美国国家综合癌症网络;NSCLC NOS,非特指的 NSCLC

可以看出,每年的《NCCN 指南》对非小细胞肺癌的治疗都在不停地优化,所以对于检测医师来说,随时保持对知识的不断更新,才能制定出准确的治疗方案。

四、临床分子检测中检测医师的作用

检测医师在整个分子诊断领域起着承上启下的作用。检测医师应该主动地、及时地向临床医生推荐新的分子检测项目,说明其在特定疾病诊疗中的意义;检测医师也应该给特定的专科医生提供一个如何开申请单(如标本量有限时的优先项目)、如何进行标本的采集及运送和保存、检测结果与用药的关系、耐药或药物效果不佳时进一步的检测流程的疾病诊断和治疗路线。

五、结语

总的来说,中国的分子诊断行业体系还处在逐步完善的阶段中,一个专业的检测医师和一份规范的检测报告对疾病的诊治有积极的作用。所以未来中国的分子诊断行业需要逐步走向规范化,检测医师也应该积极提高自己的专业素养,推动中国分子诊断的蓬勃发展!

参 考 文 献

[1] Dequeker E,Chen B.MM20-A:Quality Management for Molecular Genetic Testing; Approved Guideline(S). CLSI,2012.

[2] Cheung SW, Patel A, Leung TY. Accurate description of DNA-based noninvasive prenatal screening(J). New Engl J Med, 2015, 372(17): 1675-1676.

[3] American College of Obstetricians and Gynecologists. Committee Opinion No.640. Cell-free DNA screening for fetal aneuploidy(J). Obstet Gynecol, 2015, 126: e31-37.

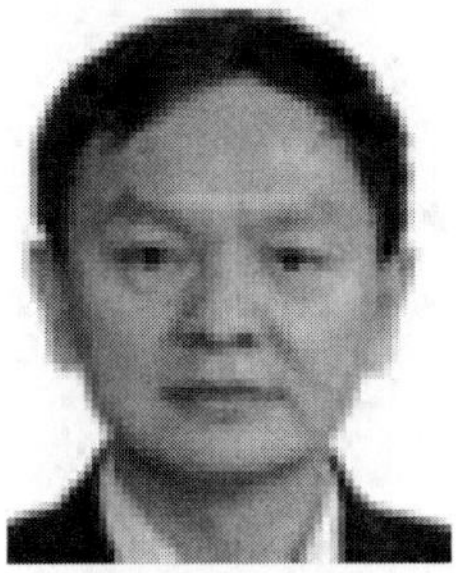

李金明 国家卫生和计划生育委员会临床检验中心副主任，中国医学科学院北京协和医学院及北京大学医学部博士生导师，享受国务院政府特殊津贴专家，获2009—2010年度卫生部有突出贡献中青年专家称号。

自20世纪90年代以来，在国内系统性地提出了临床分子诊断质量管理和标准化的概念和方法。研究方向为：临床分子诊断方法及标准化。以项目负责人承担国家自然科学基金课题5项、科技部“863”课题1项、传染病重大专项课题1项。以第一和通讯作者发表论文160多篇(其中SCI论文68篇)。以第一完成人获北京市科技奖二等奖1项、三等奖两项。

靶向结肠癌干细胞:最好的全面的转化医学模式?

林惠国

美国华盛顿大学医学院

摘要:对于结直肠癌,化疗药物的花费巨大,而晚期结直肠癌的治愈率却很低。近来,很多国家开始了精准医疗研究,旨在把现有研究成果与临床应用很好地结合起来,但可能仍然无法得到理想的结果。在过去的十几年中,ADAPT 方法通过激活并杀死肿瘤干细胞治疗结直肠癌,取得了较好的效果,患者的中位生存期提高至约 90 个月,毒性也有降低。尽管如此,这种晚期诊治的模式仍然无法治愈所有的病人,结直肠癌重在预防,P4 医学模式将成为未来的发展方向。

关键词:结直肠癌;精准医疗;ADAPT 方法;P4 医学

一、结直肠癌的治疗和标志物的概况

目前,中国的癌症状况不容乐观,中国的癌症死亡人数占全球的 1/4,发病呈现年轻化趋势,且中国的癌症患者发现时较多处于中晚期。全国每分钟约有 6 人确诊为癌症,5 人死于癌症。中国已成为癌症的重灾国。而对于结直肠癌,全世界每年约有 100 万例,并且有一半的患者预计将死于这种疾病。在中国主要的大城市,结直肠癌的发病率也是跃升数倍,而在未来的几十年这一趋势还将加快。

在过去的 50 年中,四期结直肠癌的 5 年生存率从 4%增加至 8%。目前,在美国,新的化疗药物的花费为每年至少 25 万美元,显然这种花费是不可持续的;尽管如此,治愈率仍然很低。美国食品药品管理局(FDA)在过去的 50 年中批准了 10 个治疗结直肠癌的药物。5-氟尿嘧啶在 20 世纪 50 年代末被批准进入临床;多年来,虽然出现了其他新药,也获准进入临床,但在实际应用中很少使用,因为它们并没有改善疗效,5-氟尿嘧啶仍是无法取代的治疗药物,这说明我们的研究方法可能有一定的问题。

在美国，在结直肠癌的治疗方面，对于一期、二期结直肠癌，治愈率高达80%~95%；三期为30%~70%；而对于四期结直肠癌，5年生存率仅为10%。四期结直肠癌患者一线治疗需要24~29个月；结束后，如果患者仍然存活，则进入二线治疗，还可以生存10~12个月；二线治疗结束后，如果患者仍然存活，则进入三线治疗，还可以生存7~9个月。通常，四期结直肠癌的中位生存期只有29个月，即患者还可以继续生存29个月左右。对于有肝转移的患者，只有0.5%的患者中位生存期可以达到72个月，即每年几千个肝转移的患者中只有二十几个患者可以达到这个时间。

在生物标志物方面，多年来很多文章报道了不同的标志物，但真正在临床上应用的只有Ras基因，靶向EGFR的药物对Ras基因突变的患者疗效很差，故可以作为EGFR靶向药物的选用依据。而对靶向VEGR的药物，目前还没有生物标志物。所以在标志物方面，还需要更多的研究工作。

近年来，基因检测在肿瘤治疗中被广泛应用，取得了大量的结果，但真正有意义的结果仅有PIK3CA基因、KRAS基因等几个基因，面对大多数的结果，临床医生也是束手无策。同时，高频目标基因较少，也意味着需要大量的筛选工作，如标志物的频率只有5%时，需要在临床上筛选400个患者才能取得比较可靠的结果。英国在结直肠癌的精准医疗方面开始了一项名为“FOCUS 4”的临床研究，把现有的生物标志物的研究与药物应用相衔接；美国也开始了名为“Match Trials”的研究，共计纳入了3000名患者，采用20多种个体化药物进行临床试验。中国也在陆续开展精准医疗的研究工作。

这些精准医疗研究可能得到的结果是，在存活率上只是渐进的改善，不太可能是革命性的突破；很难做到基因和药物完全对应，通过这种手段找到下一个格列卫（Gleevec）来治疗实体瘤的可能性非常小；无法解决药物联合治疗以及肿瘤基因快速突变的问题；同时可能带来意外的毒性，加速病人死亡，影响治疗结果。

二、ADAPT疗法十几年的演变及其生物标志物——是否是一种好的转化医学研究模式？

骨髓造血干细胞是终身产生血液细胞的关键。造血干细胞不常分裂，而血液细胞每隔几个星期就会更新一次，表明造血干细胞经常会进入和退出细胞周期。休眠的鼠的造血干细胞一生中只分裂5次，却对其长期的自我更新能力有重要的作用。在骨髓损伤或受到外界刺激时，休眠的造血干细胞会被激活；在重新建立动态平衡之后，活化的造血干细胞又返回到休眠状态[1]。

正常的干细胞如上文所述，而肿瘤干细胞也如此。5-氟尿嘧啶是一种有效的化疗药物,能把快速增生的细胞迅速杀死,却对休眠的干细胞无效[1,2]。在肿瘤治疗中,采用5-氟尿嘧啶后,大部分肿瘤细胞被杀死,但是余下的肿瘤干细胞在后来的发展过程中一旦被激活,往往会起到非常恶劣的作用。

经过多年研究,现在人们通常用CD133、CD44、CD24阳性来分离肿瘤干细胞[3-5],而通过这种手段得到的肿瘤干细胞确实对5-氟尿嘧啶耐药。终于,一篇文章终结了对肿瘤干细胞的争论,总结了之前的研究,并指出对肿瘤干细胞进行治疗将会是一种有前景的治疗方法[6]。

在常规的化疗中,临床上通常是两周给一次药,而肿瘤干细胞细胞周期很长,很难有好的效果。通过ADAPT方法,即将肿瘤干细胞从休眠状态激活并靶向这些细胞的治疗方法,在治疗转移性结直肠癌的过程中,可以消除肿瘤干细胞,改善临床结果。

目前,我们在美国正在进行ADAPT方法的二期临床试验(n=43),所有患者的肿瘤标志物实现了正常化,两年生存率达到80%左右。

在ADAPT治疗方法中,卡培他滨与塞来昔布联用,可使结直肠癌患者的完全缓解率提高至40%,并使中位生存期提高至约90个月。而卡培他滨与贝伐单抗联用,中位生存期约为40个月,仅用卡培他滨约为30个月。我们为这种方法申请了专利,并且现在,这两种药已合为一个药片。在试验过程中,也发现两药合用毒性减小,患者的手足综合征发生率降低[7],心脏病发生率降低[8,9],药物代谢方面也都正常。药物作用机制研究表明,塞来昔布可以降低CD133的表达[10],而5-氟尿嘧啶的作用没有特异性。在与干细胞有关的通路上,两种药物也起到不同的作用。

此外,我们也进行了CD133mRNA的检测,可以用一个标记物去推测结直肠癌的复发,也可以作为ADAPT方法的预警。该检测已经在1000多名来自亚洲(日本)、美国和欧洲的结直肠癌患者中通过测试加以验证,正在进行商业化的过程中。

三、P4医学与结直肠癌的治疗和预防

传统的医疗模式是一种大群体统一诊治的模式,在这种模式中,涉及的都是"大医院""治大病"和跨国药厂,结果是病人、家庭、保险、社会、医生全输!这种疾病晚期诊治的模式花费巨大。以结直肠癌为例,虽然ADAPT方法对晚期结直肠癌的治疗有很好的效果,但仍然有30%的患者无法治愈,只能用其他的方法来改变效果。其中,P4医学可以改变这种状况。P4医学指的是预测性(predictive)、预防性(preventive)、个体化(personalized)、参与性(participatory)的

医学，这种模式将成为未来的医学模式，对结直肠癌来说，要以预防为主。

在结直肠癌的预防上，要远离抽烟、饮酒、不当饮食等不良的生活习惯，也要注意不能在超过50岁时才开始想要养成良好的饮食和生活习惯，因为很多患者即使没有家族病史，也是在年纪较小的时候发病。如同飞机上的仪表盘，我们绝不能等到仪表盘出故障以后才着手去修理，而是要注意在平时进行防护。

2013年，全球保健产业的总值为3.4万亿美元，医疗产业的总值为20万亿美元，为什么如此大的总值仍没有取得理想的结果？原因就在于医疗产业与保健产业相互独立。在未来，希望P4医学的模式能更好地解决这个问题。

参考文献

[1] Wilson A, Laurenti E, Oser G, et al. Hematopoietic stem cells reversibly switch from dormancy to self-renewal during homeostasis and repair[J]. Cell, 2008, 135(6): 1118-1129.

[2] Essers MG, Offner S, Blanco-Bose WE, et al. IFNα activates dormant haematopoietic stem cells in vivo[J]. Nature, 2009, 458, 904-908.

[3] Singh SK, Hawkins C, Clarke ID, et al. Identification of human brain tumour initiating cells[J]. Nature, 2004, 432, 396-401.

[4] O'Brien CA, Pollett A, Gallinger S, et al. A human colon cancer cell capable of initiating tumour growth in immunodeficient mice[J]. Nature, 2007, 445: 106-110.

[5] Li C, Heidt DG, Dalerb P, et al. Identification of pancreatic cancer stem cells[J]. Cancer Res, 2007, 67(3): 1030-1037.

[6] Gilbertson RJ, Graham TA. Cancer: resolving the stem-cell debate[J]. Nature, 2012, 488: 462-463.

[7] Lin EH, Curley SA, Crane CC, et al. Retrospective study of capecitabine and celecoxib in metastatic colorectal cancer: potential benefits and COX-2 as the common mediator in pain, toxicities and survival[J]. Am J Clin Oncol, 2006, 29(3): 232-239.

[8] Strand V, Hochberg MC. The risk of cardiovascular thrombotic events with selective cyclooxygenase-2 inhibitors [J]. Arthr Care Res, 2002, 47(4): 349-355.

[9] White WB, Faich G, Whelton A, et al. Comparison of thromboembolic events in patients treated with celecoxib, a cyclooxygenase-2 specific inhibitor, versus ibuprofen or diclofenac[J]. Am J Cardiol, 2002, 89(4): 425-430.

[10] Deng Y, Su Q, Mo J, et al. Celecoxib downregulates CD133 expression through inhibition of the Wnt signaling pathway in colon cancer cells[J]. Cancer Inves, 2013, 31(2): 97-102.

Part I

Review

Review

The 2015 International Top-level Forum on Engineering Science and Technology Development Strategy—China Molecular Diagnostic Technology and the Sixth Conference on China Molecular Diagnostic Technology was held in Guiyang International Conference and Exhibition Center of Guizhou Province during August 26—28, 2015. The conference was sponsored by the Medicine and Health Division of the Chinese Academy of Engineering, and undertaken by the Medical University of Guizhou, Guiyang Comprehensive Bonded Area Management Committee, Tsinghua University, National Engineering Center for Beijing Biochip Technology, and the Biochip Branch of China Medicinal Biotechnology Association, jointly assisted by the Laboratory Medicine Branch of the Chinese Medical Association, Clinical Laboratory Management Professional Committee of the China Association of Hospitals, Chinese Medical Doctor Association Test Physician Branch, National Biochip Standardization Technology Committee, China's High-Tech Industrialization Association and American Chinese Genetic Association (ACGA). More than 30 domestic and foreign well-known academicians, experts, and scholars from the Chinese Academy of Sciences and the National Academy of Sciences of the USA, and other institutes, together with nearly one thousand deligates of medical professionals and enterprise representatives gathered in Guiyang, presenting the latest research results and exchanging experience, in order to promote the development of the industry.

Revolving around the four themes: *precise prevention*, *diagnosis and treatment of birth defects*, *genetics and new technology and direction of molecular diagnosis*, *precision diagnosis and treatment of cancer*, and *management and development trend of personalized medical (genetic) testing*, the conference held 17 expert reports, 3 technical lectures, 11 satellite meeting lectures and roundtable discussions. In the opening report, Lee Hood, Fellow of the American National Academy of Sciences, Academy of Engineering and Academy of Medicine, the United States Presidency Scientific Adviser, and the Director of the United States Systems Biology Institute, introduced the concept, research results and future development trend of P4 medicine (predictive, preventive, personalized, participatory), put forward the innovative concept of transforming after-illness care into life course health care to update disease prevention and health maintenance methods, and pointed out that the strengthening of academic achievements industrialization and establishing of a new type of scientific wellness company would be the development trend in the field of precise prevention, diagnosis and treatment in the future.

In the main meeting-place of *precision prevention, diagnosis and treatment of birth defects*, Prof. Xiaoliang Xie, Fellow of the American National Academy of Sciences, Mallinckrodt Professor of Chemistry and Chemical Biology Department at Harvard University, and Cheung Kong Visiting Professor of Peking University School of Life Sciences, introduced the new generation sequencing technology, ie, the application prospect of single molecule technology in precise prevention, diagnosis and treatment of birth defects. Prof. Xuming Bian, chief physician and Deputy Director of the Gynecology and Obstetrics Department at Peking Union Medical College Hospital, through detailed statistics data and case studies, described the grim situations of birth defects in China, and hence put forward insights on the issue. Prof. Bolin Wu, Fellow of the American College of Medical Genetics, former Chairman of Chinese American Geneticists Association, Criatas Genomic co-founder of Boston Children' s Hospital subsidiary to Harvard Medical School and the Chief Scientist of genomic medicine, and Distinguished Professor of Fudan University, in his conference report entitled *Systematic Analysis and Interpretation of Complicated Genomic Profiling Data*, introduced how the high flux genome is applied to clinical precision diagnosis by big data analysis, and through multiple successful clinical cases, explained the whole process of systematic analysis of data and interpretation of the results.

On the theme meeting-place of *genetics and new technology and direction of molecular diagnosis*, Jing Cheng, academician of the Chinese Academy of Engineering, gave a report entitled *Chinese Precision Medicine: Where Is Your Technical System?* With regard to the issues such as the history and future of precision medicine in China, how to better implement the related work of precision medicine, and how to build the technology framework and system structure in China, academician Jing Cheng conducted communications with the audience. In his report, concerning with different diseases and different developmental stages of the diseases, he proposed to first set up the theoretical system of precise and comprehensive testing and diagnostic platform, taking liver cancer as an example.With the integration of traditional Chinese and western medicine,the combination of spirit and body,and through both physical and chemical ways,combined schemes should be selected at appropriate time, so as to implement precise prevention of the pro-diseases,blow and control of the coming diseases and the diseases,respectively.The wonderful report by academician Jing Cheng was recognized by the participating experts. Prof. Xue Zhang, Cheung Kong Distinguished Professor of the Ministry of Education, Director of the Medical Genetics Department of the Basic Research Institute of Peking Union Medical College and Chinese Academy of Medical Sciences, using a large number of cases in his report, introduced the pathogenic mutations in monogenic diseases, and emphasized that NGS technology could be quickly and widely used in molecular diagnosis of genetic diseases.

On the theme meeting-place of *precision diagnosis and treatment of cancer*, Raju Kucherlapat,academician of the National Academy of Medicine,member of the United States Presidency Bioethics Committee, Paul C. Cabot Endowed Chair Professor of Genetics Department at Harvard Medical School, and Professor of the Brigham and Women's Hospital School of Medicine, through examples, showed how precision medicine played a role in diagnosis and treatment of cancer and other genetic diseases. He believed that a comprehensive understanding of all the genetic changes would help with the development of precise treatment of cancer,where NGS could replace different methods for cancer sequencing,to better the diagnosis and treatment for cancer.Xifeng Wu,professor and Chair of Department of Epidemiology of MD Anderson Cancer Center at the University of Texas and Director of the Center for Translational and Public Health Genomics,through detailed cases,introduced how the predictive model in epidemiology could be used in community health management,and to predict the risk of cancer. By analysis of the results, the model can help clinicians with proper management and treatment of cancer patients.

On the theme meeting-place of *management and development trend of personalized medical testing*, Prof. Hong Shang, Vice President of China Medical University (CMU),President of the First Affiliated Hospital of CMU,former Chairman of the Committee of Laboratory Medicine Branch of Chinese Medical Association,gave a report entitled *Personalized Medical Testing and Precision Medicine.* In the report it was stressed that establishing a strict and standard quality management system for the whole process of laboratory procedures would be the basis of precision diagnosis and treatment in clinics.To reach this goal,the relevant work such as the compiling of various laboratory guides and training has been carried out, so as to promote the rapid and standardized development of personalzed medical testing. Prof. Jinming Li, Deputy Director of the National Center for Clinical Laboratories of the National Health and Family Planning Commission (NHFPC), member of the Personalized Medical Testing Expert Committee of the NHFPC,and professor of Peking Union Medical College of the Chinese Academy of Medical Sciences, gave a report introducing the important role of high-throughput sequencing in the field of neonatal sequencing and clinical sequencing field and so on,focusing on the standardization issues of molecular genetic test report.

The conference also arranged a sub-forum of *genetics and molecular diagnosis*, *precision diagnosis and treatment of cancer and personalized medical testing* and a sub-forum of *precision prevention*, *diagnosis and treatment of birth defects*. In combination of the background of molecular diagnosis and precision medicine, the corporate representatives from CapitalBio,ThermoFisher,Illumina,Leading-star Biological and QIAGEN respectively introduced the solutions and ideas in cancer diagnosis and treatment.Dr.Yimin Sun, Dean of CapitalBio Health Science Institute, starting from the practical cases such as the early death of elites in various walks of life and liver cancer prevention and control,expounded that molecular diagnosis and precision medicine of cancer should be targeted at *prediction and prevention of pro-disease*, *early detection of coming disease and precision treatment for the disease*.He also introduced the research achievements of CapitalBio in cancer prediction, early detection and prognosis evaluation.In precision prevention,diagnosis and treatment of birth defects,Dr.Jianqing Zhao, Deputy Director of Life Science Service Department; Product Manager Haijun Wang of Medical Business Department from CapitalBio Technology in Beijing;and Xiang Liu, Director of HLA Genotyping Laboratory of CapitalBio, introduced in detail the development platform of new type molecular marker circular RNA,nucleic acid detection for respiratory pathogens and high resolution genotyping technology of HLA genes for precision medicine,respectively.At the same time,Quanfei Huang,Technical Director of CapitalBio Genomics in Dongguan, introduced the application of BES4000 high-throughput sequencer and sequencing data analysis and management software of personal genome in genetic disease screening and diagnosis.Dr.Yang Cao,Marketing Director of CapitalBio MedLab in Beijing,had in-depth exchange with the participants concerning the application of chromosome anomaly detection in the prevention and control of birth defects, and introduced the comprehensive solutions of CapitalBio testing in chromosome anomaly detection.

Since 2010, the Conference on China Molecular Diagnostic Technology has been held for six times consecutively, becoming a flag in the field of molecular diagnosis in China, with a great influence. For its significant advantage and great potential, molecular diagnostic techniques have become the technology with the fastest growing demand among various kinds of technical products for clinical diagnosis. The participating experts, scholars and industry elites took the conference as an opportunity to fully grasp the global development trend of molecular diagnosis, to develop innovative technologies for molecular diagnosis, to actively carry out the cross-border cooperation among industry, universities and colleges, research institutes and hospitals, to intensify the innovation of operation modes, to establish technical service platforms, and to set up quality control system of molecular diagnostic techniques, so as to jointly promote the sustainable benign development of molecular diagnosis technology and the related industry.

Part Ⅱ

Keynote Speech

Life on the Single Molecule Level: The Way to Precision Medicine

Xiaoliang Xie

Harvard University, USA

Peking University, China

Abstract The single-molecule technology has been experiencing a rapid development since the 1990s. The single-molecule real-time imaging technology enables us to conduct real-time observation of the process of molecular reactions. Therefore, the single-molecule technology has a great significance in biology. The real-time observation of gene expression in living cells by the single-molecule technology provides a quantitative description to the central dogma of molecular biology—the process of transcription and translation.

Since 2007, the costs of sequencing have been decreased rapidly with the development of the next-generation sequencing technology. However, uniform genomic DNA amplification from single cells has been the main problem in whole genome sequencing. The new type of single-cell whole-genome amplification technology we have developed—Multiple Annealing and Looping-Based Amplification Cycles (MALBAC) has a higher accuracy for copy number variation detection and lower allele drop-out rate. The application of the MALBAC technology in the single sperm chromosome amplification and reproductive medicine has proved its tremendous value. Using the MALBAC technology, Prof. Jie Qiao of Peking University Third Hospital conducted clinical trials related to embryo genetic diagnosis, which further confirms that the MALBAC technology can help us avoid single-gene genetic diseases, and improve the accuracy of IVF (in vitro fertilization) and the birth rate of healthy infants.

Keywords Single molecule; next-generation sequencing; single-cell whole-genome amplification; MALBAC; reproductive medicine

1. The Single-molecule Real-time Imaging Technology

The early 1990s was the most popular era of room-temperature single-molecule imaging, and Eric Betzig and William Moerner also shared the Nobel Prize in Chemistry in 2014 for their outstanding work in the room-temperature single-molecule imaging technology. Fortunately, I was also engaged in research in this area, and realized the detection of single molecule dynamic processes which was published in *Science* in 1994[1]. We realized that the single-molecule technology has great potential in biochemistry and molecular biology. So we began to study the biological catalyst—enzyme. We started from cholesterol oxidase which can catalyze the oxidation of cholesterol through molecular oxidase. We fixed these enzyme molecules in an agarose gel, and monitored the catalytic reaction of cholesterol enzyme by photographing. Enzyme, as a biological catalyst, cannot be changed when the reaction is completed, but the luciferase molecule may have cyclic reactions itself, its fluorescent state may take circular changes, and thus the corresponding fluorescence intensity changes over time. Lu et al. realized the real-time observation of the catalytic reaction of a single enzyme molecule[2]. The occurrence of chemical reaction is random. Although the statistical probability is repeatable, the randomness cannot be duplicated. Through the time locus of reaction time, we have an in-depth understanding of enzyme-catalyzed reaction at the single-molecule level.

As we all know, DNA double helix structure is one of the greatest discoveries of the 20th century. The single-molecule enzymology technology does have great practical values. The single-molecule sequencing technology is a good example. We can directly achieve single-molecule DNA sequencing using a single DNA nucleotide molecule to observe the process of the synthesis from four different color-coded nucleotides to DNA single strand [3]. In recent years, in terms of basic sciences, we have conducted intensive studies on gene expression in living cells using the single-molecule technology[4-9]. The single-molecule technology enables us to make real-time observation of gene expression in living cells, and provides a quantitative representation for the central dogma of molecular biology—the process of transcription and translation. We can observe the automatic generation process of a single fluorescent protein molecule. These bacteria cells have the same genes, but they have two different phenotypes—being fluorescent or non-fluorescent. Through the screen, we captured the transition of bacterial cells from one phenotype to another. We have demonstrated that this is caused by a random event of a single molecule.

2. The Single-cell Whole-genome Amplification Technology

Human cells have 46 chromosomes, i. e. 46 different DNA molecules, containing 20 000 genes and 6 billion bases. The genome mutations occurring randomly include single base mutation (i. e. point mutation) and copy number variation. All of these mutations are random. As only one copy of a particular DNA molecule of 46 chromosomes changes, we can explain the behavior of individual cells only through the single-molecule technology.

The completion of the Human Genome Project in 2001 was a milestone in the history of mankind. Since 2007, with the development of the next-generation sequencing technology, both the economic and time costs of single-genome sequencing have decreased rapidly, which even exceeds the decline rate of Moore's Law index in the semiconductor industry. My research team also developed a new generation of sequencing technology in 2011, whose real influence lies in personalized medicine. A very famous example is about Angelina Jolie who announced her mastectomy because of carrying BRCA1 gene (the gene may significantly increase the incidence of breast cancer and ovarian cancer) on May 13, 2013. Exactly on that day, I was receiving project review defense in NIH, when I wanted to develop the single-cell whole-genome amplification technology, and we proposed to apply this technology to in vitro assisted reproduction in the future to prevent the birth of infants with genetic mutations. The judges heard of the news about Angelina Jolie, and asked me about this question: Whether is it ethically acceptable if we use this technology to screen infants with BRCA1 mutation? My answer was quite terrible in face of the judges, because I was not very clear about it, and even today I still do not know. However, now I want to tell you that the clinical study done by cooperation between Peking University and Peking University Third Hospital is ethically permissible.

Our technology is single-cell whole-genome amplification. The uniform amplification of genomic DNA from a single cell is a major problem for whole genome sequencing by the next-generation sequencing technology. PCR was the first amplification technique. Over the past three decades, PCR has played a significant role in the biomedical field, which does have sensitivity to a single copy, and if you have a copy of a gene, you can get a large number of copies of the gene by amplification. However, as PCR has a strong sequence-dependent bias—the amplification fold of certain genes is multiple millions of times more than other genes—leading to low gene coverage (6%). This sequence-dependent bias is made because PCR amplification is exponential. The second method is called multiple displacement amplification (MDA), which is developed by Prof.Roger Lesken 14 years ago [10], whose genetic coverage is higher, reaching 60%, but it is still exponential amplification, so it still has a strong sequence-dependent bias. At the end of 2012, my research group reported the Multiple Annealing and Looping-Based Amplification Cycles (MALBAC)[11]. Our idea was to only amplify genomic DNA by a linear amplification method, and protected product fragments using DNA hairpin. We first carried out several rounds of linear amplification, and then amplified the protected products by PCR.

The key parameters indicators for the evaluation of whole genome amplification effects include allele drop-out (ADO), and false positive and chimera formation. What is the ADO? If heterozygous mutation occurs in the double-stranded DNA, but only one strand is amplified in the amplification process, then the result will show homozygous mutation, which is known as the ADO. Whole-genome amplification may also appear false-positive cases for amplification errors—if the first round of amplification goes wrong, this error will affect the final results. The formation of chimera means two widely separated fragments combined together. We recently wrote a review to compare the MALBAC, MDA and PCR[12]. It is concluded that the MDA does not have reproducibility between cells, the MALBAC has the best accuracy for the detection of copy number variation and the lowest rate of ADO. Although the MALBAC technology is better, it does not have an advantage in the order of magnitudes compared with the MDA technology.

3. Application of Single-cell Genomics in Reproductive Medicine

The first application of the MALBAC technology is the amplification of 23 chromosomes in a single sperm cell[13], which was completed by my colleague Ruiqiang Li in Peking University and me together. Our study report was issued closely following the Quake research group. Both of our groups found the crossover recombination point of the haplotype gene in sperm cells, with the incidence of crossover recombination of 1.2%. 50% of the DNAs of a sperm are from the father, 50% DNA from the mother, but each sperm cell is different, so their crossover points are inconsistent. There were two abnormal sperm cells, of which one was the chromosome 19 deletion, and the other was two copies in chromosome 6. But fortunately, the sperm of the donor was still normal, because normal males generally have a situation of abnormal chromosome in 5% of their sperms, which is called aneuploidy. 5% of the population will not change with age. The significant contrast is that the probability of abnormality in egg chromosomes may experience dramatic changes with age[14]. The aneuploidy is quickly increased from 25% at 30 years old to 70% at 43 years old, which explains why the rate of miscarriage or premature delivery rises with the increase of age, but the infant safety birthrate drops.

Then let me introduce the application of single-cell genomics in reproductive medicine. Oocytes have a quadruple double helix, which will integrate with paternal and maternal genes together after crossover and recombination. Oocytes may appear the following cases after sperm microinjection fertilization. The first case is to get a normal fertilized egg and two small cells—polocyte 1 and polocyte 2. Polocyte 1 is diploid and polocyte 2 is haploid. In fertilized eggs, male pronucleus comes from sperm, and female pronucleus comes from one of the four DNAs in oocytes. Polocytes 1 and 2 are not essential in reproduction in vitro, both of which eventually degrade. So our idea is to infer whether the fertilized egg may develop normally and survive after transplantation through sequencing of polocytes 1 and 2. The second is the case that the female prokaryotic is diploid. If the DNA copy number in a fertilized egg is abnormal, it will result in embryo damage or birth of a child with chromosomal abnormalities. The third case is point mutation. At present, there are 7000 kinds of single gene disorders related to known point mutations. If either of parents carries this mutation, it will likely be passed onto their future generation. If polocyte has no such point mutation, the fertilized egg will carry a point mutation, and the infant will carry pathogenic site. We hope the MALBAC can prevent aneuploidy and single-gene genetic diseases. If the mutation comes from the mother, we will detect the polocyte; if the mutation is from the father, we can take out one or several cells for sequencing when the fertilized egg develops to the fifth day, i.e. the blastocyst stage. This was our work published at the end of 2013[15]. The sequencing results of the first polocyte showed its copy number was 2. The second polocyte was haploid, so the copy number should be 1. Based on the results, we can infer the female prokaryotic copy number, and the predicted copy number is consistent with that of experimental verification. The total copy number of the first polocyte, the second polocyte and female pronuclei should be 4, that is, four DNA copies in oocytes.

Prof.Jie Qiao of Peking University Third Hospital used the MALBAC technology for embryo genetic diagnosis. The first patient suffered from hereditary multiple osteochondroma beginning from 10 years old, which was caused by the single nucleotide heterozygous deletion in the EXT2 gene, resulting in frameshift mutation. His disease is hereditary in nature. As he carried a heterozygous mutation, his children might have a 50% probability of suffering from the same genetic disease, and moreover his wife's egg may also be aneuploidy. In the process of in vitro assisted reproduction, we took a total of 18 fertilized eggs. Because the man carried the pathogenic gene, we conducted sequencing on blastocyst cells. We screened out fertilized eggs with neither pathogenic mutation nor chromosomal abnormality for embryo transplantation. How did we achieve this detection in practice? The first point I want to emphasize is the preimplantation genetic diagnosis (PGD) and preimplantation genetic screening (PGS). The previous method was the comparative genomic hybridization (CGH, for aneuploidy screening) based on fluorescence in situ hybridization (FISH, for point mutation detection). Either method may have a false positive or false negative problem. To avoid its occurrence, we also used linkage analysis for DNA typing. The three methods were independent detection methods, which could be generally conducted only in an embryo. Researchers are increasingly aware of that simultaneous detection of the three methods is a really golden standard. The next-generation sequencing technology is a feasible method. Our next-generation sequencing technology—MALBAC product single locus PCR has a high precision; however, it still has false positive and false negative problems. We have developed a new technology called Mutated Allele Correlation Narration (MACON, mutant allele correlation analysis). As a new generation of whole genome sequencing technology, it can avoid any false positive or false negative result. We detected mutation of genes close to point mutation site. In addition, the sequencing typing results of parents were known, so we only needed to determine allele by linkage analysis. Therefore, such a method would be safer. The first MALBAC baby was born in September 2014.

The second case is the female carrying pathogenic mutation. She carried pathogenic genes of hypohidrotic ectodermal maldevelopment, which was caused by single base heterozygous mutation in the EDA1 gene. Although she was phenotypically normal, her first son showed the symptoms of no hair, sweat glands and teeth similar to the American film actor Michael Berrym.We screened normal fertilized eggs for embryo transplantation using the MALBAC technology.The baby was born in November 2014.

Reviewing the BRAC1 gene mutation, 100% of the gene mutations cause genetic disorders of infants in the two cases.However, only 70% of BRAC1 gene may result in breast cancer, 90% for ovarian cancer, so both of the diseases are not caused absolutely.Should we give the rights to parents to choose? This is a question of ethics, and I am still unsure of its answer.I think this is not just the responsibility of scientists or doctors, and it also needs more extensive and in-depth studies and discussions.But for 7000 kinds of single-gene genetic diseases, we are sure they can cause genetic diseases; therefore, we need to try to prevent them from happening.

4. Summary

The single-molecule technology enables us to conduct real-time monitoring on molecular reaction and the dynamic process of gene expression, which provides a quantitative description for the central dogma of biology—the process of transcription and translation.The single-cell genomics technology has a great value in reproductive medicine. Related studies and clinical trials have proved that a new generation of sequencing technology the MALBAC can help us avoid the occurrence of monogenic diseases, so as to improve the accuracy of IVF (in vitro fertilization) and the birth rate of healthy infants.

References

1. Xie XS, Dunn RC.Probing single molecule dynamics[J]. Science, 1994, 265(5170): 361.
2. Lu HP, Xun L, Xie XS. Single-molecule enzymatic dynamics[J]. Science, 1998, 282(5395): 1877-1882.
3. Eid J, Fehr A, Gray J, et al. Real-time DNA sequencing from single polymerase molecules[J].Science, 2009, 323(5910): 133-138.
4. Yu J, Xiao J, Ren X, et al.Probing gene expression in live cells, one protein molecule at a time[J].Science, 2006, 311(5767): 1600-1603.
5. Cai L, Friedman N, Xie XS.Stochastic protein expression in individual cells at the single molecule level[J].Nature, 2006, 440(7082): 358-362.
6. Elf J, Li GW, Xie XS.Probing transcription factor dynamics at the single-molecule level in a living cell[J].Science, 2007, 316(5828): 1191-1194.
7. Choi PJ, Cai L, Frieda K, et al.A stochastic single-molecule event triggers phenotype switching of a bacterial cell [J].Science, 2008, 322(5900): 442-446.
8. Taniguchi Y, Choi PJ, Li GW, et al.Quantifying E.coli proteome and transcriptome with single-molecule sensitivity in

single cells[J].Science,2010,329(5991):533-538.

9. Li GW,Xie XS.Central dogma at the single-molecule level in living cells[J].Nature,2011,475(7356):308-315.
10. Dean FB,Nelson JR,Giesler TL,et al.Rapid amplification of plasmid and phage DNA using phi29 DNA polymerase and multiply-primed rolling circle amplification[J].Genome Res,2001,11(6):1095-1099.
11. Zong C,Lu S,Chapman A R,et al.Genome-wide detection of single-nucleotide and copy-number variations of a single human cell[J].Science,2012,338(6114):1622-1626.
12. Huang L, Ma F, Chapman A, et al. Single-cell whole-genome amplification and sequencing: Methodology and applications[J].Annu Rew Genomics Hum Genet,2015,16(1):79.
13. Lu S,Zong C,Fan W,et al.Probing meiotic recombination and aneuploidy of single sperm cells by whole-genome sequencing[J].Science,2012,338(6114):1627-1630.
14. http://www.cambridgcblucgnome.com/applications/infertility/.
15. Hou Y,Fan W,Yan L,et al.Genome analyses of single human oocytes[J].Cell,2013,155(7):1492-1506.

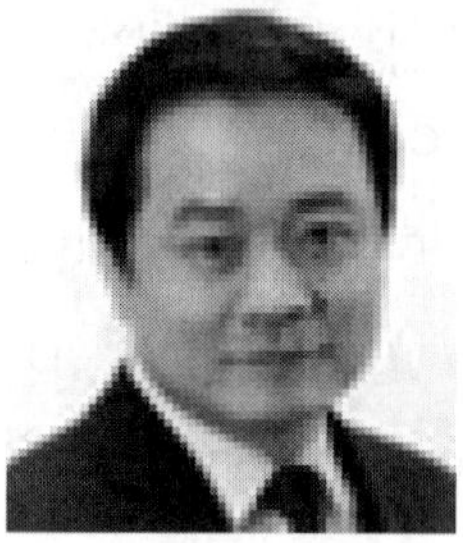

Xiaoliang Xie (Xiaoliang Sunney Xie) PhD, Member of the National Academy of Sciences of the USA, Mallinckrodt Professor of Chemistry and Chemical Biology of Harvard University, Director of the Biodynamic Optical Imaging Center of Peking University and Cheung Kong Visiting Professor of Peking University, Member of the 1000 Talents Program of the Chinese Government.

Dr. Xie was born in 1962 and received his BSc from Peking University Chemistry Department in 1984.He was awarded PhD in 1990 from UC San Diego and worked as a postdoctoral researcher at the University of Chicago in 1990—1992. From 1992 to 1998, he worked as senior research scientist and chief scientist at Pacific Northwest National Laboratory.In 1999, he became the first tenured professor from the People' s Republic of China at Harvard University. He is currently Mallinckrodt Professor of Chemistry and Chemical Biology at Harvard. He has been awarded numerous prizes, including Albany Medical Center Prize in Biomedical Research, ACS Debye Award, Harrison Howe Award from American Chemical Society, E.O.Lawrence Award in Chemistry from US Department of Energy, Berthold Leibinger Zukunftspreis for Laser Technology, Willis E. Lamb Award for Laser Science and Quantum Optics. He has also been elected to the American Academy of Arts and Sciences, and is an Honorary Fellow of the Chinese Chemical Society, Fellow of the American Association for the Advancement of Science, and Fellow of the Biophysical Society of the USA.

Prof. Xie has been recognized worldwide as a leading biophysicist and chemist, and a founder of single-molecule biophysical chemistry. He pioneered the single molecule fluorescent imaging technique at room temperatures and has led its applications to single molecule enzymology and live cell gene expression studies. He also pioneered Stimulated Raman Scattering (SRS) and Coherent Anti-Stokes Raman Scattering (CARS) microscopy techniques and has made tremendous contributions to the development of non-invasive imaging methods and their applications in biological research and clinical diagnosis. Recently, Prof. Xie's group has invented several new methods for single cell genome and transcriptome sequencing, opening a new era of single-cell studies, which represented one of the major scientific breakthroughs in 2012.

Scientific research of Xie Lab at BIOPIC mainly focuses on three directions: (1) develop new single cell genome, transcriptome, epigenome sequencing methods and advance their applications in cancer and human reproductive biology; (2) manipulate and image single molecules in both in vitro and in vivo conditions; (3) develop non-invasive microscopy techniques and push forward their applications to cell biology and medical imaging.

De Novo Mutations in Intelligence Disorder: From Genes to Genome & From Research to Diagnosis

Joris A. Veltman

University of Nijmegen Medical Center, The Netherlands

Abstract The development of the current sequencing technology enables the identification of genetic variation to be more accurate, fast and economical. As more variations are discovered, the challenge is turned to the translation of variation. Intelligence Disorder (ID) is a disease with high incidence and high heredity, and many intelligence-related diseases are closely associated with de novo mutations. We conducted the genome and exome sequencing using the Trio sequencing method, and confirmed de novo mutations of ID through a series of screening steps. The results showed that high-throughput whole genome sequencing can reliably identify and locate de novo point mutations and de novo copy number variations, which are the main causes of severe ID. Currently, exome sequencing has become a routine diagnostic testing method, and genome sequencing is expected to become a standard for genetic diagnosis in the next five years.

Keywords ID; de novo mutations; Trio sequencing method; genome; exome; fitness

1. Profile of the Status of Medical Genetics

Currently, new challenges of medical genetics mainly exist in three aspects: first, how to identify the genetic variation accurately; second, the translation of genetic variation; third, how to find independent patients who desire for effective, rapid and affordable diagnostic results.

In terms of the identification of genetic variation, one sequencing assay for all variation has been achieved with the development of genome sequencing technology.

The basic process is: extracting DNA from blood/saliva, and then sequencing by the sequencing instrument, to get all of the genome variations through the analysis of sequencing results. The accurate, rapid, and economical (low-cost) sequencing technology will soon enable us no longer to conduct various other DNA-related detections, and only need an instrument to read large-scale DNA information. With the application of robots and other highly automated technologies, the annual testing amount of new genome sequencing platform/workstation has reached 10 000 times for genome sequencing and over 100 000 times for exome sequencing.

With such technological advances, it becomes easy to identify variation, and all variations can be measured by genome sequencing. Then the new challenge we are facing is that variability translation remains difficult.

How to determine the mutations that may cause diseases? We need to: (1) understand normal variations; (2) research from serious genetic diseases; (3) sort the pathogenic mutations according to the biology, genetics and other knowledge attempts based on diseases. For example, many neurological disorders occur from time to time, and are closely linked with the decrease of fitness. For rare neurological syndromes like ID, 92% of severe IDs are sporadic, and the parents and siblings of the patients and even the children of their siblings are all normal. In addition, autism and schizophrenia also have a similar phenomenon.

2. Research of Detection of De Novo Mutations in ID

The ID is associated with decreased fitness. As a disease with a high incidence, the ID affects 1%—2% of the population. Moreover, it is also a highly genetic disease, with a genetic probability coefficient of 0.90. Like the paradox in the theory of evolution, why many ID and other diseases related to decreased fitness occur among us so frequently?

A typical microarray technology identified variations of the de novo copy number of ID, using the Affymetrix 500K SNP microarray chip. The testing results were normal in healthy parents. 10% of ID patients were caused by de novo copy number variation (CNV) of larger than 100 kb which is extremely rare among normal population.

De novo germline mutation is both the driving force of evolution and the cause of diseases. It is a de novo mutation produced in the delivery process of allele of father or mother, which may be a single nucleotide mutation, deletion/duplication or inversion/translocation. Taking PACS1 gene mutation as an example, the etiology of the two children was de novo variation. One was Down Syndrome that everyone is familiar with, which caused an extra variation of chromosome 21; another was Siebe who was diagnosed with severe mental retardation. We found the etiology of Siebe was de novo mutation of PACS1 gene. This requires our further thought: For such a mutation which has the same probability for each couple, if there are the occurrences of risk factors, will it result in a higher probability of mutations in sperm or egg? For example, the mutation of chromosome 21 may be caused by the quality of eggs or age of the mother.

Non-deviation test of de novo variation has become possible. In our study[1], the detection of whole genome variation by patient/parents Trio genome/exome sequencing achieved the screening of de novo mutation using a Trio sequencing method in an accurate, efficient, and economical way.

Our research approach for de novo mutation of the rare ID Syndrome is: first pick up normal phenotypes of the syndrome patients, conduct exon sequencing on patients affected by a variety of factors, then track variability of the patients whose isotypic variation was not detected, and finally carry out gene tracking for de novo mutation in other patients.

Accordingly, we found a de novo SETBP1 mutation in Schinzel-Giedion Syndrome, de novo ASXL1 mutation in Bohring-Opitz Syndrome, de novo ACTG1 & ACTB mutation in Baraitser-Winter Syndrome, and de novo PACS1 mutation in novel intellectual disability syndrome[2-5].

Is de novo mutation the cause of conventional disease? There are 75 de novo mutations in each genome on average, and a de novo mutation in each exome. There is a de novo mutation occuring in a 20 563 protein-coding gene in each generation[1]. The probability of occurrence of diseases has an important relationship with the number of genes affecting diseases (Table 1). The incidence of diseases with monogenic mutation is low, but the incidence of polygenic diseases is high, such as ID.

In one example of de novo mutation of ID, 2/3 of de novo mutations are known ID genes, with 4 destructive de novo mutations occurring in normal genes of ID (Table 2). It indicates that the exon sequencing based on the Trio method can reliably detect de novo mutations which also play an important role in the ID[2].

Table 1 Relationship between the Incidence of Disease and Gene Mutation

Incidence of Disease	Very Low (<1/10000)	Low (1/10000 -1/100)	Common (>1/100)
	Such as CHARGE Syndrome(1/10000)	Such as Noonan Syndrome (1/2000)	Such as mental retardation (2/100)
Gene mutation	CHD7 gene	PTPN11, RAF1, SOS1, KRAS, BRAF, MAP2K1, NRAS genes	Many genes
	Single-gene mutation	2-100 genes	>100 genes

Table 2 Results of Pilot Study on Exome Sequencing for 10 Severe ID Patients and Their Parents in 2010

Screening Steps	Average Variance
Total	21755
After the exclusion of non-gene, inherent and isotypic variations	5640
Specific variation	143
After the exclusion of genetic variation	5
Confirmed by Sanger sequencing	0—2

Exon sequencing has now become a routine diagnostic detection. Let's see the sequencing project that the University of Copenhagen outsourced to the Beijing Genomics Institute (BGI): there were 1533 exon sequencings in 2013 and 4213 in 2014. Exon sequencing can diagnose 17 kinds of diseases. In the 6538 cases of clinical exon sequencing, the ID, which was the largest, has reached over 3000 cases. The BGI, Pending, and SOLIDS are three major companies providing services.

The diagnostic results of ID Trio exon sequencing for 100 patients in 2012 showed that there were 16 cases of mutations in total, including 13 de novo mutations and 3 inherited mutations. In de novo mutations, there were 10 cases of autosomal dominant gene, 2 cases of X chromosome-related gene and a case of autosomal recessive gene. Genetic mutations all occurred in X chromosome-related genes. The total number of patients of candidate genes was 19[6].

The recurrent de novo gene mutations in ID gene need large quantities of re-sequencing (>10 000 patients), and detailed clinical phenotype & function researches are required for the identification of de novo genes[7]. The number of confirmed ID genes has undergone a rapid growth, in which the microarray sequencing technology developed in around 2004 and the exon sequencing technology in around 2011 have played an important driving role. As it can be seen from Table 3, the amount of diagnostics of ID patients was improved in 2013 compared with 2012, which mainly benefited from the promotion of diagnostic data in de novo mutations.

Table 3 Diagnosis Amount Improved Every 100 ID Patients

Positive Diagnosis	Number of Patients	
	July 2012	July 2013
All mutations	16	29
De novo mutation	13	28
Autosomal dominant gene	10	23
X-related gene	2	4
Autosomal recessive gene	1	1
Genetic mutation	3	1
X-related gene	3	1
Autosomal recessive gene	0	0
Candidate gene	19	11

The genome sequencing research was conducted on 50 patients with serious mental deficiency but healthy parents, which was completed in cooperation with Complete Genomics (sequencing outsourcer). The 50 patients/parents "negative" Trio detection was selected for Sanger sequencing, microarray diagnosis and exome sequencing respectively. The sequencing of high-throughput whole genome shotgun (WGS) achieved > 80-fold coverage. According to the statistics of sequencing results, the variations are shown in Table 4.

A number of de novo mutations were discovered in the known ID genes by genome sequencing. The de novo structural variations (SV) confirmed by the WGS included 9 de novo mutations and 2 genetic SVs, which were all not found in the microarray sequencing previously.

The breakpoint analysis was made on the WGS data, and the detection was provided with SV annotation, which found a deletion of SMC1A gene in the de novo independent exon of 2 kb and complex heterozygous CNVs in VPS13B gene.

Table 4 Variations

Variation Type	Genome (StDev)	Exome (StDev)
SNV	3440782 (22938)	21575 (185)
Insertion	263282 (9509)	272 (15)
Deletion	272266 (8686)	242 (10)
Deletion/insertion	90263 (1798)	380 (18)
CNVs	270 (35)	45 (4)
Possible de novo	77 (range 45—105)	1—2 (range 0—4)

SNV, single nucleotide variation; CNV, copy number variation

The MECP2 gene had the deletion of de novo exon 574 bp. For severe ID girls with Rett Syndrome features, the MECP2 gene was negative in Sanger sequencing and MLPA. Why? PCR amplifications were performed twice for the exon 4 of 1 kb size, and MLPA probe once to identify CNV. Only wild-type alleles had the loss of results in PCR amplification, and the copy number ratio was displayed normal on the MLPA probe. The sequence coverage showed that the compound heterozygous deletion was inherited from the VPS13B gene. The breakpoint sequencing confirmed that the deletion of 122 kb affected the exons 12—18, which was the paternal inheritance, and for the deletion of 1.7 kb, the exon was maternally inherited.

The genome sequencing of mental disability patients was taken as an example. In an experiment, we could accurately identify all of the genetic variations and possible causes. In this case, the repetition of DNA structural unit occurred in the chromosome 4, including the TENM3 gene. The X chromosome IQSEC2 mutation occurred in the replicated DNA fragment. We are finding out what led to this variation, which is the first time for genetic researchers to study these subjects with such a wealth of details.

The study found patients with mental disorders are common, but most of them seem to be borne by healthy parents in natural selection, assuming that de novo mutations may explain part of the reason. At present, it is the first time for us to have the opportunity of detection on the building of 6 billion base "blocks" of parents and children by genome sequencing. A half of the DNAs are from father or mother, but how can we infer the variation is from his father or mother through genome detection?

3. Future Research Direction of De Novo Mutations

De novo encoding mutation is a major cause of severe mental retardation and other serious diseases. In future, the research will focus on the following problems: (1) What's the time, location, and circumstances for de novo mutations to occur, and how to classify them in genome? (2) What's the role of de novo non-coding mutations and de novo somatic cell mutations? (3) Whether de novo mutations will result in decreased fitness and other related disorders, such as male infertility? (4) What's the influence of paternal age and assisted reproductive technology on the frequency of de novo mutations?

4. Conclusions

(1) High-throughput genome sequencing can reliably identify and locate de novo point mutations and CNVs;

(2) De novo coding point mutations and CNVs are the main causes of serious ID;

(3) In medical genetics, exome sequencing has become a routine method for diagnostic detection;

(4) In the next five years, genome sequencing will become a standard for genetic diagnosis.

References

1. Veltman JA, Brunner HG. De novo mutations in human genetic disease[J].Nat Rev Genet,2012,13(8):565-575.
2. Vissers LELM, de Ligt J, Gilissen C, et al. A de novo paradigm for mental retardation[J].Nat Genet,2010,42(12):1109-1112.
3. Hoischen A, van Bon BWM, Rodríguez-Santiago B, et al. De novo nonsense mutations in ASXL1 cause Bohring-Opitz syndrome[J].Nat Genet,2011,43(8):729-731.
4. Rivière JB, Mirzaa GM, O'Roak BJ, et al.De novo germline and postzygotic mutations in AKT3, PIK3R2 and PIK3CA cause a spectrum of related megalencephaly syndromes[J].Nat Genet,2012,44(8):934-940.
5. Schuurs-Hoeijmakers JHM, Geraghty MT, Kamsteeg EJ, et al. Mutations in DDHD2, encoding an intracellular phospholipase A 1, cause a recessive form of complex hereditary spastic paraplegia[J].Am J Hum Genet,2012, 91(6):1073-1081.
6. de Ligt J, Willemsen MH, van Bon BWM, et al. Diagnostic exome sequencing in persons with severe intellectual disability[J].New Engl J Med,2012,367(20):1921-1929.
7. Stessman HA, Bernier R, Eichler EE.A genotype-first approach to defining the subtypes of a complex disease[J]. Cell,2014,156(5):872-877.

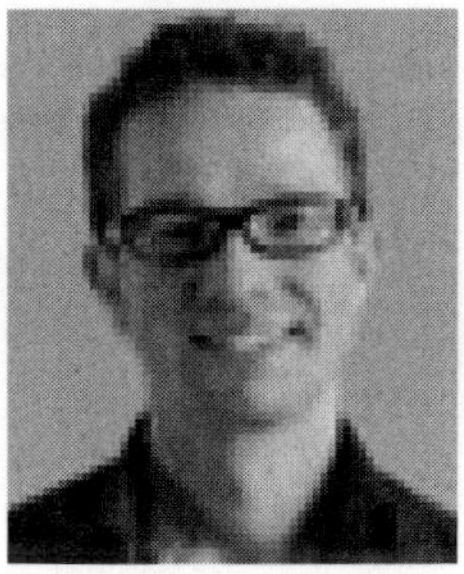

Joris A.Vetman Veltman is full professor and head of the division genome research of the Department of Human Genetics, and contact person for Medical Genome Sequencing projects, University of Nijmegen Medical Center, The Netherlands.

Prof. Veltman has been fascinated by the possibilities of genomics technologies to explain the causes of human disease ever since these technologies became available. For this purpose Prof. Veltman has built a multidisciplinary research group with expertise in genome technology, molecular biology, computational science and clinical genetics. In the beginning of this millennium Prof. Veltman pioneered microarray-based detection of submicroscopic chromosomal copy number variations in clinical genetics. Veltman's group was the first to identify a disease gene with this approach and the first to implement microarrays for diagnostic genome profiling in mental retardation.

In the last 10 years Prof. Veltman has been using mental retardation as a model disease to learn the basic concept of genotype-phenotype correlations. To study the impact of all forms of genomic variation on human disease, Prof. Veltman recently established next generation sequencing (NGS) technology.

Prof. Veltman has obtained several prestigious scientific grants; ZonMw VIDI, ZonMw equipment grant for NGS equipment, FP6 funded AnEUploidy, FP7 funded TECHGENE and GENCODYS.

Prof. Veltman is actively involved in the coordination of Medical Genome Sequencing efforts in Europe, and is recently funded through an FP7 coordinated action on standards in large scale data gathering called GEUVADIS. Prof. Veltman's ultimate goal is to advance medical sciences by integrating our knowledge on the impact of genome variation in routine clinical decision making.

Chinese Precision Medicine: Where Is Your Technology System?

Jing Cheng

Department of Biomedical Engineering, School of Medicine, Tsinghua University, China

Abstract Taking diagnosis and treatment of liver cancer as examples, this paper illustrates the composition of technology systems of Chinese precision medicine and contents that need to be prepared. And it explains the cancer detection and diagnosis mainly from the four diagnostic methods of the traditional Chinese medicine (TCM), consisting of observation, auscultation and olfaction, inquiry, pulse feeling and palpation, and modern molecular diagnostics and imaging diagnosis of Western medicine. The concept of precise tumor treatment methodology is drawn forth through the introduction of different means of detection technology. In addition, it also gives a complete interpretation to the researches and preparations required in the development of Chinese precision medicine.

Keywords Chinese precision medicine; traditional Chinese medicine; cancer diagnosis and treatment; liver cancer; molecular diagnostics

1. Chinese Precision Medicine

In January 2015, the U.S. President Obama proposed the "Precision Medicine Initiative" (PMI) in the State of the Union Message, which calls on the United States to increase medical research funds, promote individualized genomics research, and develop individualized medical scheme for patients with cancer and other diseases based on personal genetic information. It aims to standardize the genetic match cancer therapy like blood type match for blood transfusion, and determine the right dose as simple as measuring body temperature, enabling people to receive appropriate treatment at the right time, so as to lead the medicine into a new era.

For the mode of precision medicine carried out in China, the concept of Chinese precision medicine should aim at different diseases and their stages of development. We should first establish a precise platform for integrated detection or diagnosis, and then implement precise strike with candidate means such as traditional Chinese medicine (TCM) and Western medicine, spirit and body, physics and chemistry as a selective combination; that is precise conditioning or treatment. Chinese precision medicine should take full account of the modern means of diagnosis and treatment of TCM (a medical summary of all ethnic groups in China including Han Medicine, Tibetan Medicine and Uygur Medicine, etc.) and interpretation of methods of treatment, especially in the preventive treatment of disease and treatment of coming disease. Once the above work is done well, the competitive advantages of TCM over Western medicine will be quickly spread around the world.

2. Diagnosis and Prediction Contents of Liver Cancer

To conceive the technology development model of Chinese precision medicine, here we take the diagnosis and prediction contents of liver cancer as examples, and a comprehensive exposition from the theory of constitution, liver cancer susceptibility, characteristics of the participation of the four methods of TCM diagnosis in canceration, mental and psychological state of the patient, subtypes and staging of liver cancer, viral infections and drug resistance, whether the patient has diabetes, immune function of the patient, whether there is distant metastasis of tumor, tumor size, and targeted drugs, etc was conducted.

2.1 Theory of constitution and disease susceptibility

According to theory of constitution in the theory of TCM, people may be divided into nine different constitutional types: tenderness, deficiency of Qi, deficiency of Yang, deficiency of Yin, phlegmatic hygrosis, damp-heat, Qi depression, blood stasis and special intrinsic constitution. The results of correlated statistics for different constitutions and their susceptibility to diseases were obtained according to the phenotypic diagnostic statistics in clinic, which shows that deficiency of Qi, deficiency of Yang, damp-heat and blood stasis are more likely to develop into primary liver cancer. The statistical results suggest that the theory of TCM constitution classification has a great relevance with disease susceptibility.

However, the results based on the survey cannot be fully used in each individual. The individual's susceptibility to disease can be analyzed by means of gene detection to conduct analysis on different disease risks according to the results of genome-wide association study. The AISHENPU™ disease risk analysis chip 2.0 was developed by CapitalBio, and can detect the risk of susceptibility to 150 types of diseases in 13 categories. For liver cancer, the chip may provide corresponding guidance suggestions on health management for the individual risk of liver cancer and hepatitis B based on the results of 60 SNP sites genotyping.

2.2 Early detection of characteristics of cancer by a comprehensive analysis with the four methods of TCM diagnosis

Observation, auscultation and olfaction, inquiry, pulse feeling and palpation of TCM are four diagnostic methods to investigate and learn about diseases, each with its unique role. Their organic combination in clinical application is called a "comprehensive analysis with the four methods of TCM diagnosis."

The theory of disease diagnosis and treatment based on eye observation in TCM is highlighted, which can monitor human health according to characteristics such as the shape and color of eye blood vessels. The TCM eye observation expert system developed by CapitalBio, taking eye observation diagnosis as an example, can analyze the phenotypic characteristics of the eye and determine its association with diseases using the hardware system for eye observation imaging and software data analysis system, especially for the eye characteristics of patients with liver cancer. In addition, the correlation between other TCM diagnostic items such as pulse and tongue conditions with diseases is also outlined, making a positive outlook on the application prospects of TCM in early diagnosis.

2.3 Molecular diagnosis of disease and immunoassay technology

Molecular diagnosis refers to a diagnostic technology that detects the changes of structure or expression levels of genetic materials in vivo using molecular biology methods. CapitalBio cooperated with multiple domestic grade III class A hospitals and research institutions for studies of association between plasma miRNA and cancer. Up to now, the research on five tumor plasma miRNAs has been completed, and we have initially found 9 groups of miRNA markers related to diagnosis/typing, and developed corresponding chips, reagents and instruments, providing a good technical platform for clinical molecular diagnosis of tumors. CapitalBio also carried out studies of tumor chemiluminescence immunoassay and development of instruments, and detected and confirmed various tumor markers. At the same time, CapitalBio used two different detection methods of the genetic level of miRNA and the protein level of immunoassay in clinic, and conducted joint detection on a same disease. The results of clinical data show that joint detection has greatly improved the accuracy of tumor detection.

2.4 Molecular subtyping and staging of tumors

Concerning the findings of molecular subtyping and staging of liver cancer, Chiang et al. conducted clustering analysis on the gene expression profile of the tumor tissue samples of 91 cases of hepatocellular carcinoma which was classified into five different subtypes, realizing tumor molecular subtyping using molecular diagnostic techniques[1]. The studies by the Laboratory of Professor Jia Fan, Fudan University Affiliated Zhongshan Hospital showed that the test results using expression of plasma miRNA (miR-122, miR-192, miR-223, miR-26a, miR27a and miR-801) can effectively distinguish among healthy people, chronic hepatitis B, liver cirrhosis and liver cancer caused by HBV infection, and can be used for early diagnosis of liver cancer, stage 0 and A liver cancer by Barcelona staging in particular, realizing molecular staging of liver cancer by use of miRNA detection[2]. A number of research results have shown that the molecular diagnostic technology is an integral part of the technology system of Chinese precision medicine, which plays a significant role in tumor molecular subtyping and staging.

2.5 Detection of tumor pathogenic microorganisms

The occurrence of many tumors is associated with the infection of viruses, bacteria and other microorganisms, so the detection of tumor pathogenic microorganisms is an important part in tumor diagnosis. In this regard, CapitalBio has done a lot of meaningful work; for example, it developed the corresponding micro-fluidic chip detection system for a variety of pathogenic microorganisms of tumor, which has become an effective tool for microbiological detection in tumor diagnosis. In addition, through cooperation with the clinic, CapitalBio developed the chip system for resistance detection of hepatitis B viral typing and the drug-resistant bacteria isothermal amplification dish chip for detection of bacteria. These products provide a good tool for the accurate diagnosis of disease of Chinese precision medicine.

2.6 Detection of diabetes and detection of enteric microorganism

Diabetes is another major disease for induction of liver cancer after hepatitis, so the diagnosis and detection of diabetes is of great significance. CapitalBio developed the micro-fluidic chip-based glycolipid three-item detection reagents for blood glucose, triglycerides and total cholesterol related to detection of diabetes, supporting portable biochemical analyzer and smart phone APP, for real-time display, storage and analysis of the results of glycolipid three-item detection.

For obese patients with abnormal results of glycolipid three-item detection, studies have shown that the intestinal microbial composition has a very important relation with obesity, and the majority of patients with type II diabetes are accompanied by alteration of intestinal flora. To solve this problem, CapitalBio provided the services of diabetes-related flora detection by whole genome sequencing of intestinal flora using the second generation of sequencing technology.

2.7 Tumor targeted medication

Tumor molecular targeted drugs can inhibit the growth and proliferation of tumor cells, and finally kill them using the differences between the molecular biology of tumor cells and normal cells (including different characteristics of genes, enzymes, signal transduction, etc.). The function channels of tumor molecular targeted drugs mainly include the signal transduction regulating cell proliferation, transduction regulating angiogenesis and transduction of loss of function of tumor suppressor genes, etc. To achieve the tumor targeted medication, the targeted genes of the tumor must be detected. Correspondingly, CapitalBio has also developed and provided the relevant detection technologies and services, such as peripheral blood circulating tumor cells separating chip, automatic chip sequencing instrument, second-generation sequencing and detection chips of tumor cell migration, offering an effective tool for tumor targeted detection and medication.

3. Combination of TCM and Western Medicine for Oncotherapy

3.1 TCM drugs and physical therapy of strengthening body resistance

According to 9 classifications of TCM constitution and the philosophy of TCM therapy of strengthening body resistance, CapitalBio developed 9 regimen drinks for constitution regulation to strengthen body resistance of patients, and meanwhile to enhance the body's immunity using other herbs, so that the patients can cope with the trauma of cancer treatment. In addition, many studies in recent years have shown that TCM physical means, such as acupuncture, massage, moxibustion and scraping have good effects on the enhancement of immunity.

3.2 TCM's emotional conditioning

TCM believes that emotional conditioning plays a significant role in the treatment of diseases. According to the theory, we studied the area of brain stimulation by means of modern functional magnetic resonance, and the results showed that works of art mainly produce stimulation in the middle frontal gyrus of the brain. If the gene expression pathway corresponding to the region is studied, we may find the explanation of the emotional conditioning theory in modern medicine.

3.3 Containment of tumor-inducing bacteria and viruses

After the use of TCM therapy of strengthening body resistance, anti-bacterial or anti-viral drugs were applied for the treatment of root causes of induced tumors.

3.4 Western medicine for physical therapy of tumors

The surgery, thermal therapy, freeze-thaw treatment of Western medicine can be used for physical combat against tumors to realize a "temporary solution" for tumors.

3.5 Western medicine for containment of tumors

The use of chemical and biological drugs for cancer is also an important method in clinical treatment. Detection for different diseases and individuals and personalized therapeutic regimens is a key component of precision medicine.

4. Summary

The occurrence of tumors, which may be associated with one or multiple bacteria, is not a problem of a gene or a signal pathway, but complex interactions among multiple genes; therefore, for the Chinese precision medicine for tumor treatment, we should conduct comprehensive diagnostic studies on tumors by means of the combination of TCM and Western medicine, and formulate precise and personalized therapeutic regimen in a targeted way.

The development of Chinese precision medicine needs to further accelerate its accumulation and preparation, which must be promising in the future.

References

1. Chiang DY, Villanueva A, Hoshida Y, et al. Focal gains of VEGFA and molecular classification of hepatocellular carcinoma[J], Cancer Res,2008,68 (16):6779-6788.
2. Zhou J, Yu L, Gao X, et al. Plasma microRNA panel to diagnose hepatitis B virus-related hepatocellular carcinoma [J]. J Clin Oncol,2011,29 (36):4781-4788.

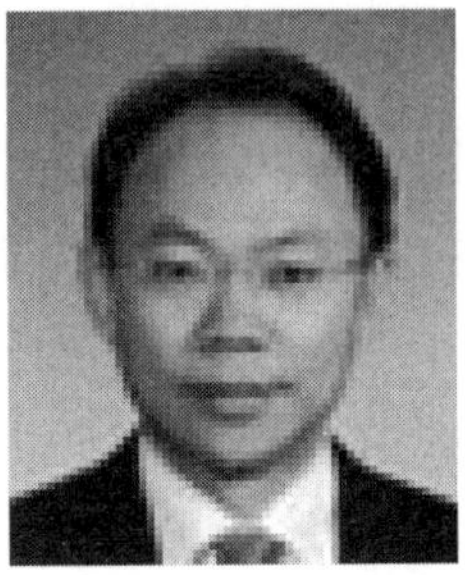

Jing Cheng Ph. D, is a Cheung Kong Professor at Medical Systems Biology Research Center, Department of Biomedical Engineering, Tsinghua University School of Medicine; Director of National Engineering Research Center for Beijing Biochip Technology; academician of the Chinese Academy of Engineering.

Dr. Cheng received his B. Eng. degree in Electrical Engineering from Tongji University (China) and Ph. D degree in Forensic Sciences from the University of Strathclyde (UK). He gained additional postdoctoral experience at the University of Strathclyde and the University of Aberdeen (UK) and the University of Pennsylvania (USA) where he was appointed as a Research Assistant Professor in the School of Medicine. In 1996 he joined Nanogen Inc. in San Diego as a Staff Scientist/Engineer where he was later promoted to Principal Scientist and Engineer, and Principal Investigator. From 1999 to 2001 he assumed the role of Chief Technology Officer at Aviva Biosciences Corp. in San Diego, USA. From 2000 to present, he is managing the over-all research as the Director of National Engineering Research Center for Beijing Biochip Technology, and serves as CEO at CapitalBio Corporation in Beijing. He was awarded

Nanogen's most prestigious award NanoGrant in 1999, National Young Scientist Award in 2004, Qiushi Outstanding Youth Technology Transfer Award in 2004, Second Prize of the National Awards for Technological Innovation in 2007, Ho Leung Ho Lee Prize for Scientific and Technological Innovation in 2008 and Tanjiazhen Life Science Innovation Award in 2008. Dr. Cheng has published 124 peer-reviewed papers and edited 8 books. In addition, he has obtained 38 European and US patents. He has been an invited speaker on many international conferences.

From DNA to Clinical Application: To Create a Strategy for Sino-US and Global Deafness Gene Screening

Xuezhong Liu

Miami University, USA

Abstract As a world-renowned expert in the field of hereditary deafness, I have long been engaged in the research on hereditary deafness and audiology. A number of my studies at an international level have improved the clinical treatment of patients with deafness and hearing disorders fundamentally, which lays a solid foundation for more optimized genetic counseling, clinical management and treatment of deafness. Over the past five years, I have presided over multiple independent NIH projects (over US $10 million), and 14% of the human deafness genes have been identified successfully by my research team.

Keywords Deafness; genetic screening; strategy; clinical application

1. Status Analysis of Deafness Disease

As we all know, deafness is the most common human sensory nervous system disorder. At present, monogenic deafness ranks first in single-gene genetic diseases. There are a total of 360 million deafness patients in the world, of which the deafness population in China is about 27.8 million. The number of single-gene deafness patients has reached 11 million in China and more than 31 million in the United States. Moreover, there are 40 000 newborns suffering from deafness disease each year. It is expected to invest over US $900 billion for the rehabilitation annually. Deafness is divided into two categories, non-syndromic deafness and syndromic deafness. Both environmental and genetic factors have an impact on the occurrence of deafness. A research made by Prof.Liu in 2000 showed that only 2—4 deafness genes can take effects on deafness despite of species,and if there is a mature technology for early screening,the number of disabled people for deafness will be reduced. On such basis, Prof. Liu's team puts forward the "screening strategy from common to rare genetic deafness genes." According to the actual clinical situation,the needs of a patient for medical treatment can be summarized as three aspects, i.e. diagnosis, prognosis and treatment. Therefore, the United States has proposed a "precision medicine."

90% of the genes that cause deafness were discovered almost by Europe and the United States.The diagnosis in China has been lagging behind that of western countries. The National Engineering Research Center for Beijing Biochip Technology and the General Hospital of People's Liberation Army cooperated to carry out deafness gene screening,and found the most common deafness genes with nine mutation sites,so that China has made great achievements in deafness prevention in the past 15 years, and screened out many preventable diseases. So far, China has accumulated valuable experiences,and established a set of complete tertiary prevention system: the primary prevention includes ototoxicity mutation screening, premarital education and fertility guidance for deaf couples, genetic deafness screening for newborns; the secondary prevention includes prenatal diagnosis; the tertiary prevention includes early pregnancy screening.The experience is worth learning by European and American countries and will also be popularized in the regions in the future.As of April 2015, the deafness genetic screening has exceeded 1 million people in China, with a screening of over 12 million people in total.The detection has screened 1559 patients with congenital deafness,3556 drug-induced deafness sensitive patients, and avoided 35 000 people suffering from drug deafness,generating economic benefits of 25 billion yuan.China has become the first power of genetic screening for birth defects in the world.Taking the United States as an example, if deaf babies are found through screening before birth, it will save US $400 000 of special education costs,which will reduce US $1 million costs for the whole country.

2. Development of Methods for Deafness Gene Screening

Throughout the development process of deafness genetic screening methods,early screening of disease prevention for individuals was conducted by direct dideoxy of gene defects or sequencing analysis on the whole sequence; polygenic SNP mutation chip chose genes with a small size of mutation for sequencing; the sequencing of 60—70 genes related to hearing loss was completed. However, the sequencing technology is both time-consuming and expensive, and cannot be used for large-scale screening. Five years ago, the emergence of next-generation sequencing (NGS) technology and chip techniques have brought a lot of convenience for the rapid high-throughput detection. Specifically, the development of the NGS and sequencing speed/cost of targeted full sequence capture (TSC) for known deafness genes has accelerated the pace of the research on genetic hearing loss. Afterwards, it gradually developed into the NGS+ exon sequencing, realizing the full sequence analysis on genomes of all coding regions. The latest third-generation sequencing technology adopts the TSC and exon whole genome sequencing method. The NGS has been widely applied to various research areas, and 500 genes potentially associated with hearing loss have been identified up to now. In the next 10 years, the whole genome sequencing of the third-generation sequencing technology will be applied to clinical practice. The genome sequencing of 20 000—25 000 genes may be completed at a reasonable cost.

At present, in the field of global gene chips, each sequencing fragment for direct sequencing requires US $5, which is time-consuming and labor-intensive. Mutations chips may be economized, but cannot achieve high-throughput. The second-generation sequencing technology and the NGS is the trend of development in the future. The polygenic SNP mutant gene chip has the following characteristics: It can detect a short sequence of DNA with known specific gene mutations; separate gene analysis can be made on a plurality of parallel mutation sites simultaneously. This is a targeted and effective way for laboratory research and the first step of mutation screening in clinical application.

3. Strategy of University of Miami Ear Institute for Deafness Gene Screening

The School of Medicine of University of Miami is the second largest medical center in the United States, which has five hospitals, including Miami Veteran Affairs Medical Center, Jackson Memorial Hospital, Bascom Palmer Eye Institute, The Sylvester Comprehensive Cancer Center, etc. Its objects of services are distributed from the southern United States to Latin America and the Caribbean. The research projects and affiliated institutions of the Ear Institute of School of Medicine, University of Miami include

Artificial Cochlear Implant Project, Basis Cranii Treatment Center, Deafness Gene Project, Clinical Audiology, Hearing Aid R&D Center, Advanced Treatment Center for Meniere's Disease and Balance Disorders, Facial Nerve Disease Project, Microsurgery Training Center (RMSB), Family Resource Center in Bartonville, etc. As the nation's leading center for basic research and clinical treatment, the Miami Hereditary Deafness Center, mainly carries out diagnosis and clinical management in early diagnosis of deafness and early warning strategy, which requires diagnosis, counseling and personalized sequencing technologies; in the identification of new deafness genes, its responsibility is mainly the completion of DNA sample collection, population-based cohort data, gene mapping and whole genome sequencing; in the establishment of animal model of key deafness genes and research of their biological functions, the Center has carried out the research on in vivo and in vitro structural functions and basic gene/cell/drug research. In recent years, the Center has constantly promoted the transformation from basic research to clinical application, and has become the key laboratory of deafness of the National Institutes of Health (NIH) in the United States, pushing forward otolaryngology, head and neck to be national key disciplines. The Center has established a cooperative relationship with many of the world's medical centers, including the National Engineering Research Center for Beijing Biochip Technology, China. Since the 1990s, as the first author or communication author, I have published 150 SCI research papers in 20 kinds of famous international journals like *Nat Genet*, *Lancet*, *Am J Hum Genet*, *Hum Mol Genet*, *PNAS*, etc., chaired or participated in the discovery of 15% of the new deafness genes, and established a world-class basic and clinical treatment center for genetic deafness in the United States. In addition, I also established the discipline basis and clinical cooperation, with team members including graduate students, postdoctoral researchers, clinicians, and international researchers. As a medical scientist who has received the most NIH funds in the field of deafness research in the United States, I am highly appraised by famous media, agencies, or organizations (*Times*, Rueter, NIH, Xinhua News Agency, *People's Daily*, etc.) in the world, and my scientific achievements from basic research to clinical application have received many affirmative assessments and references by *Science*, *Nat Genet*, *Nat Med*, etc. At present, the Center is creating the Sino-US and global deafness gene screening strategy, which is transformed from clinical practices to clinical application through basic research. In terms of study of the mechanisms, we need to study mutation spectrum, biological functions, genetic correction and early warning strategy for deafness genes, including early diagnosis, intervention and prevention, so as to ultimately reduce the incidence of deafness.

4. Global Cooperation Strategy

The latest platforms that my center developed in collaboration with several research institutions include CapitalBio chip processing system and Illumina Genome Analyzer IIX (Solexa) platform. The CapitalBio chip processing system is made for the detection of the chips for deafness mutation screening, and has achieved screening of four common deafness genes, covering nine known common mutation sites, which is characterized by high throughput and accuracy. The Illumina Genome Analyzer IIX (Solexa) platform is developed for the detection of exon capture chips, which has achieved screening of 180 all known deafness genes and 64 deafness-related genes, and may discover new genes for deafness and rarely new mutations. In cooperation with the National Engineering Research Center for Beijing Biochip Technology, the Center has built the first chip for the most common deafness mutation site in Europe and the United States. The detection kit of nine common deafness mutations for Caucasian (microarray) developed by CapitalBio is designed for the rapid high-throughput screening for known hot spot mutations of genetic deafness-related genes in Europe and the United States, which can achieve simultaneous detection of nine mutations (GJB2, GJB6, SLC26A4 and mitochondrial 12S rRNA) of four genes. The University of Miami Ear Institute proposed the process of MOG polygenic high-throughput sequencing, including obtaining samples from hospitals, quality control, sequencing library construction and sequencing using MOG reagent technology, and preparation of data analysis report through MOG analysis procedures. To achieve the causative gene mutation enrichment/next-generation strategy (MOG) for hearing loss through target identification, the following studies have been completed: Target enrichment/next-generation strategy pays more attention to the time of transcription and cost of clinical nursing research; customization of capture panel for 180 known deafness genes with a target size of about 1 MB (DNA design completed by Agilent). These results have demonstrated the accuracy and reliability of user-defined capture experiment.

5. Summary

In conclusion, the application of chips and the next-generation high-throughput sequencing technology in deafness gene detection is a good example of precision medicine. Gene detection has become an important means for early diagnosis, prevention and treatment of deafness. Especially in the United States and Europe, early screening for deafness genes has not been in place yet. The mutation of deafness gene is the mitochondrial mutation which belongs to maternal mutation. So if such a gene defect is screened, 10 or more deaf patients can be avoided appearing successfully. The key to success of science is cooperation and flourishing development of motivated employees, to bring researchers of different skills together and enable them to challenge, create and implement new and different projects with transformative potential. Medical practices are changing rapidly in all disciplines, and the application of human genetics/genomics in clinical practice is gaining increasing attention.

References

1. Green GE, Scott DA, McDonald JM, et al. Carrier rates in the midwestern United States for GJB2 mutations causing inherited deafness[J]. JAMA, 1999, 281(23): 2211–2216.
2. Gualandi F, Ravani A, Berto A, et al. Occurrence of del(GJB6–D13S1830) mutation in Italian non-syndromic hearing loss patients carrying a single GJB2 mutated allele[J]. Acta Otolaryngol Suppl, 2004, 552: 29–34.
3. Gunther B, Steiner A, Nekahm-Heis D, et al. The 342-kb deletion in GJB6 is not present in patients with non-syndromic hearing loss from Austria[J]. Hum Mutat, 2003, 22(2): 180.
4. Hu DN, Qui WQ, Wu BT, et al. Genetic aspects of antibiotic induced deafness: mitochondrial inheritance[J]. J Med Genet, 1991, 28(2): 79–83.
5. Bitner-Glindzicz M, Lindley KJ, Rurland P, et al. A recessive contiguous gene deletion causing infantile hyperinsulinism, enteropathy and deafness identifies the Usher type 1C gene[J]. Nat Genet, 2000, 26(1): 56 –60.
6. Blanton SH, Liang CY, Cai MW, et al. A novel locus for autosomal dominant non syndromic deafness (DFNA41) maps to chromosome 12q24-qter[J]. J Med Genet, 2002, 39(8): 567–570.
7. Bolz H, von Brederlow B, Ramirez A, et al. Mutation of CDH23, encoding a new member of the cadherin gene family, causes Usher syndrome type 1D[J]. Nat Genet, 2001, 27(1): 108–112.
8. Bolz H, Schade G, Ehmer S, et al. Phenotypic variability of non-syndromic hearing loss in patients heterozygous for both c.35delG of GJB2 and the 342-kb deletion involving GJB6[J]. Hear Res, 2004, 188(1–2): 42–46.
9. Bork JM, Peters LM, Riazuddin S, et al. Usher syndrome 1D and nonsyndromic autosomal recessive deafness DFNB12 are caused by allelic mutations of the novel cadherin-like gene CDH23[J]. Am J Hum Genet, 2001, 68(1): 26–37.
10. Boughman JA, Vernon M, Shaver KA. Usher syndrome: definition and estimate of prevalence from two high-risk populations[J]. J Chronic Dis, 1983, 36(8): 595–603.
11. Liu XZ, Ouyang XM, Yan D, et al. The genetic deafness in Chinese population(J). Zhonghua Erkexue Zazhi, 2006, 4(2): 81–89.

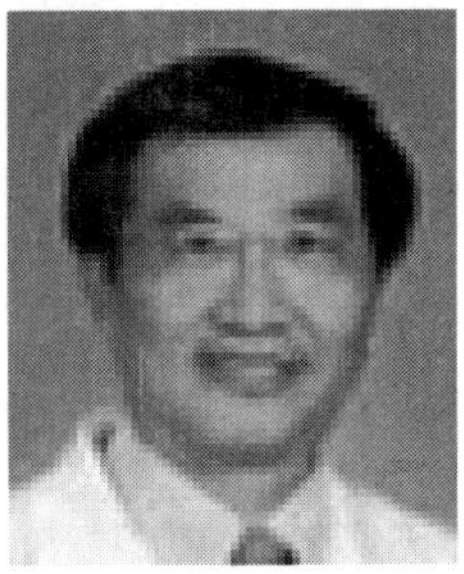

Xuezhong Liu Leonard M. Miller Professor in Otolaryngology and Vice Chairman for Research at Department of Otolaryngology Head & Neck Surgery and professor of Human Genetics, Biochemistry & Pediatrics of Miami University, USA, is an internationally recognized physician scientist in genetics of hearing loss.

Liu's career has been devoted to the identification of new genes for different forms of hearing loss, the understanding of the molecular pathogenesis of genetic deafness, and the improvement of the clinical diagnosis/management of deaf patients. Dr. Liu is the author of more than 150 scientific papers and book chapters in highly impacted journals such as *Nat Genet*, *Lancet*, *AJHG*, and *PNAS*. Several of these research papers represent landmark contributions to auditory science. His innovative work has led to exciting new ways to enhance our understanding of the normal hearing and the genetic aberrations that result in hearing impairments. His work has provided a foundation for better genetic counseling, clinical management and treatment options of hearing loss. His team has discovered 14% of the all new genes related to deafness in the world. Dr. Liu has established the Miami Molecular and Clinical Otogenetic Programs. His multiple NIH projects have represented an excellent example of NIH road map from "bench to bedside" in the field. Dr. Liu is now the most successfully NIH funded auditory researcher in the USA with over $1.5 million per year, the top five in the US for individual NIH research funding in auditory science and the top one in ENT physician scientists. The NIH support of his research places his department in the top 15 departments in the country and top two best upward movement departments in the Medical School in 2013.

Discussion on Value of Molecular Diagnosis for Neurogenetic Diseases in Children

Zhichun Feng

Bayi Children's Hospital Affiliated to the General Hospital of Beijing Military Area Command, Chinese PLA, China

Abstract Neurogenetic diseases account for 60% of all genetic diseases, most of which are originated from the childhood. Therefore, it is of great significance to improve the diagnosis rate of neurogenetic diseases in children by molecular diagnosis. Through the combination of clinical practices and basic research, we have worked out a set of diagnostic route of clinical diagnosis first and molecular diagnosis second. We used this route for analysis on diagnosis of mental disorders and neuromuscular diseases, and found that molecular diagnostics can determine most of the causes of "idiopathic" diseases, significantly improving the diagnosis rate.

Keywords Neurogenetic diseases; molecular diagnosis; mental retardation; neuromuscular diseases

1. Profile of Neurogenetic Diseases

Children are at the first stage of life, and many genetic diseases occur in children's stage, especially in the neonatal period. Thus, molecular diagnosis should have broad prospects of application in this regard. So we first did studies related to neurogenetic diseases.

Neurogenetic diseases account for 60% of all genetic diseases. There are over 5000 monogenic genetic diseases in mankind, and about 50% involve the nervous system. Most of the neurogenetic diseases are originated from childhood, and 56.9% of the neurological diseases in children are clearly or possibly associated with heredity.

According to the classification of modes of inheritance, neurogenetic diseases can be divided into chromosomal disorders, monogenic genetic diseases, polygenic genetic diseases and mitochondrial genetic diseases. According to the periods of onset, neurogenetic diseases can be divided into after birth, infancy, childhood, etc., but most of them appear before the age of 30. According to the affected parts, neurogenetic diseases can be divided into central nervous system disorders and peripheral nervous system disorders. According to the clinical manifestations, neurogenetic diseases can be roughly summed up as "paralysis," "stupid," "convulsion" and "disorder." These categories of clinical manifestations can intersect with each other to show a syndrome with other abnormalities. In general, among all kinds of pediatric diseases, neurological diseases have a variety of types, extensive pathological damages, complex clinical manifestations and diverse symptoms and signs. Therefore, the diseases rely heavily on and demand highly for the genetic diagnostic techniques.

In cooperation with CapitalBio and under its technical support, we established a path for clinical diagnosis of neurogenetic disease through clinical application. The first step is to obtain adverse factors during fetal stage of the patient, history of major diseases, history of brain damage, growth history and other relevant information through medical history collection. The second step is to conduct physical examination, biochemical detection and imaging examination, as well as clinical diagnosis and pedigree analysis of patients. Through these methods, diagnosis of diseases caused by environmental factors can be made. If the disease is caused by environmental factors, we may carry out individualized treatment according to the causes. If there is no significant environmental factor, we will proceed to the third step, which is to conduct genetic diagnosis through conventional paths such as karyotype analysis, or innovative ones like gene chip and the second-generation sequencing, and to provide appropriate genetic counseling.

2. Diagnosis of Mental Retardation

We applied the above diagnostic paths to the diagnosis of mental retardation which has a population incidence rate of 1%—3%, with cognitive and social dysfunctions as the main clinical features. Its pathogenesis includes both environmental factors and genetic factors. We studied 160 patients with intelligence, language, motor disabilities and low capacity of social adaptation, including 104 males and 56 females, aged between 4 months and 60 years. Through clinical diagnosis and methods of conventional genetic diagnosis such as screening of blood tandem mass spectrometry, urinary GC-MS screening and MLPA technology, we found that 76 out of the 160 cases were caused by environmental factors, and another 11 cases could be diagnosed by conventional genetic techniques, and the remaining 73 cases could not be confirmed.

After that, we entered the path of innovation for further diagnosis. In the collected 73 patients, we chose 40 moderate—severe children samples, conducted deep sequencing on 384 mental retardation genes using the second-generation sequencing technology, and moreover, made data analysis of single nucleotide polymorphism (SNP), insertion/deletion (InDel) analysis and exon large-fragment deletion/duplication analysis. In the above sequencings, the average sequencing depth was 300X and the average coverage rate of target gene reached 98.4%. In addition, we verified the validity of sequencing results through Sanger and MLPA technology and found no false positive or false negative results. The results showed that among the 40 patients, 18 patients carried the pathogenic point mutation, and 2 the gene copy number variation, with a detection rate of 50%.

Of these cases, we found atypical mutations of the progressive muscular dystrophy (DMD). In typical DMD cases, 65%—75% belonged to exon deletion or duplication. In the first case, the patient was a male aged 28, with a short stature, severe mental retardation and normal motor function. We found a shear mutation: chrX-32509638 NM_004010 exon21 c.2012－3T > C. According to the reports of Hwa et al, male patients carrying the same mutation site should have typical DMD symptoms[1], but the case showed obvious phenotypic heterogeneity. In the second case, the patient was a male infant of 11 months old, with retardation, low muscular tension of his limbs and creatine kinase (CK) value within the normal range. The MLPA detection of exon deletion and duplication showed normal results. But the result of the second-generation sequencing was missense mutation: chrX-32563348 exon17 c. 2072C > G p. A691G, whose pathogenicity has not been reported yet. We found that the mutation would result in the changes of highly conserved amino acid residues. Combined with the reports of Redin et al[2], we determined c.2072C> G p.A691G was a pathogenic mutation.

In addition, we also found atypical RETT Syndrome. In the case, the patient was a preschool boy, with a short stature and microcephaly, carrying MECP2 (c.535C >T p. R179W) mutation. Previously, Couvert et al reported four cases of male patients carrying the same disease[3], which was clinically manifested as mental retardation, static tremor and obesity, but none of the above cases had typical developmental regression or stereotyped behavior.

Moreover, the Williams Syndrome is a rare multi-systemic neurodevelopmental disorder, with mental retardation caused by copy number variation resulting from microdeletion of the chromosome 7q11.23, with an incidence of 1/10 000. The typical clinical features include supravalvular aortic stenosis, special face, mental retardation, friendly and enthusiastic disposition and growth retardation. With phenotypic diversity, the patients have different degrees of severity. The symptoms of case I were mild mental retardation, abnormal facial features, stronger language skills than cognitive ability and hand joint abnormalities, but there were no endocrine system abnormalities or supravalvular aortic stenosis. The sequencing analysis showed that this was the Williams Syndrome caused by a microdeletion of 7q11.23. The deletion of another gene 22q11.2 may cause the DiGeorge Syndrome, which is the most common human congenital malformation syndrome, with an incidence rate of about 1/4000 in live births. Case II was the coexistence of 7q11.23 and 22q11.2 deletion, manifested as the Williams Syndrome combined with the DiGeorge Syndrome. The symptoms of the female patient included mental disorders, face deformities, cleft palate, visual and hearing impairment.

To summarize, in the 160 patients with mental disorders, 76 cases had clear causes through clinical examination, with a diagnosis rate of 47.50%; the etiological diagnosis rate rose to 66.88% by using the genetic technology, an increase of 19.38%. Through karyotype analysis, the causes of 4 cases were confirmed clearly, with a diagnosis rate of 2.50%. Moreover, the etiology of 31 cases was determined clearly through molecular diagnosis, with a diagnosis rate of 16.88%. In cases diagnosed with specific molecular techniques, 7 were by the MLAP technology, with a diagnosis rate of 4.38%, and 20 cases the second-generation sequencing technology, with a diagnosis rate of 12.50%.

3. Diagnosis of Neuromuscular Diseases

We also analyzed the etiological diagnosis of the neuromuscular disease—hypotonia, which includes congenital and acquired etiologies. Genetic factors are most common in the congenital etiology, which may cause over 500 kinds of hypotonia. In addition, the etiology and mechanism of many diseases were found through molecular diagnostic technology.

Totally 214 cases were involved in the study. Following the diagnostic path mentioned above, clinical diagnosis was made first, then routine molecular diagnosis, and finally patients were diagnosed using the second-generation sequencing. In the final stage, we detected 117 target genes. A typical example is congenital myopathy, with congenital muscle fiber abnormalities as pathological features, which have dozens of types. Most of the infants have low myodynamia and hypotonia at the early stage, and severe infants have respiratory insufficiency, which may lead to neonatal deaths. One of the typical cases was a female test-tube infant aged 7 days, who was admitted for the main cause of hypotonia. By examination, we found low myodynamia and hypotonia of her limbs, no primitive reflex and weak spontaneous breathing. The infant received blood and urine hereditary metabolic screening and detection of the Prader-Willim Syndrome, spinal muscular atrophy and lysosomal enzyme activity, and the results were all negative. In order to perform genetic counseling and prenatal diagnosis, we conducted the second-generation sequencing, and found two abnormal genes of TTN exon46 c.14847T > A (p.Y4949X) het and TTN exon46 c.14893C > G (p.P4949A) het.

To summarize, in the 214 patients with neonatal hypotonia, 28 cases were diagnosed with clear causes through clinical examination, with a diagnosis rate of 13.08%. Through genetic technology, the etiological diagnosis rate was increased to 67.72%, an increase of 54.68%. Through chromosome/MS analysis, the causes of 62 cases were determined clearly, with a diagnosis rate of 28.97%. Through the molecular diagnostic techniques of PCR and the second-generation sequencing, the diagnostic rate was 15.89% and 9.81% respectively.

4. Summary

In conclusion, studies have shown that for children's neurological genetic diseases, molecular diagnostics can determine the causes for most of the "idiopathic" diseases in the past, while the second-generation sequencing technology can improve the diagnosis rate by 10% or more. In the classification of different clinical manifestations, pathogenesis varies, of which the genetic cause of neonatal myasthenia accounts for a larger proportion, and genetic metabolic cause assumes a certain proportion; among children patients with mental retardation, the proportion of environment cause reaches nearly 50%, and abnormality of subtelomeric copy number also accounts for a certain proportion.

In the future work, we will expand the sample size to obtain more precise results. Before expansion, we will conduct decision-making analysis on health economics of diagnostic methods to optimize the diagnostic process. In addition, we will apply the results of whole gene sequencing studies to children patients with unclear causes. It is expected to be able to realize a 100% confirmation rate.

References

1. Hwa HL, Chang YY, Huang CH, et al. Small mutations of the DMD gene in Taiwanese families[J]. J Formosan Med Ass, 2008, 107(6): 463-469.
2. Claire R, Bénédicte G, Julia L, et al. Efficient strategy for the molecular diagnosis of intellectual disability using targeted high-throughput sequencing[J]. J Med Genet, 2014, 51(11): 724-736.
3. Couvert P, Bienvenu T, Aquaviva C, et al. MECP2 is highly mutated in X-linked mental retardation[J]. Hum Mol Genet, 2001, 10(9): 941-946.

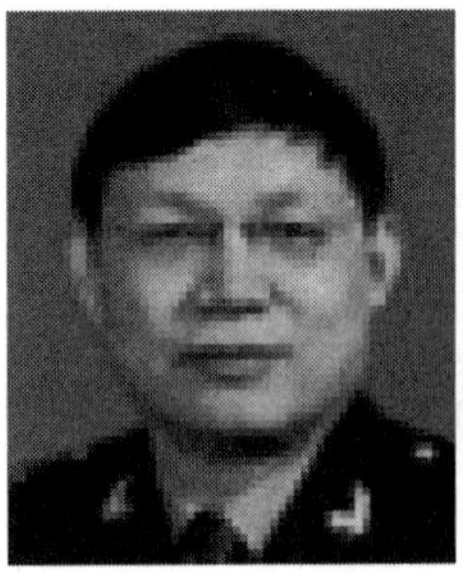

Zhichun Feng Professor, Director of Bayi Children's Hospital of the General Hospital of Beijing Military Area Command, Chinese People's Liberation Army (PLA); Chairman of Pediatric Committee, Medical Association of Chinese PLA.

Prof. Feng is devoted to critically ill neonates and pediatric life support treatment. He created the successful transfer of critically ill children network, and published more than 200 papers.

Progress of Prenatal Diagnosis Application Based on Peripheral Blood Plasma Free DNA of Pregnant Women

Aihua Yin

Provincial Center for Birth Defects Prevention in Guangdong

Guangdong Women and Children's Hospital, China

Abstract The discovery of cell-free fetal DNA (cffDNA) of maternal peripheral blood in 1997 has opened up a new chapter for the development of the non-invasive prenatal diagnosis. This paper gives a brief introduction to cffDNA, and explores its application in fields such as non-invasive chromosomal aneuploid testing, non-invasive fetal chromosomal microdeletion/duplication detection and single-gene genetic diseases.

Keywords Non-invasive prenatal diagnosis; cffDNA; testing of chromosomal abnormalities

1. Overview of Cell-free Fetal DNA (cffDNA)

Previously, conventional prenatal diagnostic techniques are required to obtain fetal tissues by puncture method, and to conduct genetic testing. However, this approach might bring a risk of miscarriage to a certain extent. In 1997, the Lo team found the presence of cffDNA in maternal peripheral blood, and made prenatal diagnosis using the relevant molecular diagnostic techniques, creating a new method of being non-invasive, accurate, rapid and economical.

Currently, the sources of cffDNA have not been concluded yet, which mainly has the following four mechanisms:

(1) The main body is derived from placental trophoblast cells, and a small part from

fetal hematopoietic cells;

(2) Fetal tissues have a natural apoptosis in the development engineering;

(3) The fetal DNA is directly released from fetal tissue, and enters maternal blood through the mother-fetal interface;

(4) Fetal cells are identified as foreign materials in maternal blood, so the nuclear membrane is dissolved, and DNA is released into the maternal blood circulation.

CffDNA has very specific physiological characteristics. First, its concentration rises with increasing gestational age, and its overall concentration is 1000 times that of the fetal cells in the peripheral blood; second, the length of most of fetal DNA is shorter than 300 bp; third, cffDNA will be quickly cleared within 40 minutes to 3 hours after delivery of placenta, which can well avoid false positive of the previous pregnancy.

Because of these characteristics, using cffDNA to test and do research related to fetal chromosomal disorders and hereditary diseases has quickly become hot spots.

2. Application Research on Non-invasive Detection of Chromosomal Aneuploidy

Common chromosomal aneuploidy diseases include Down Syndrome, Trisomy 18 Syndrome, Turner Syndrome, Super-male/super-female Syndrome, etc. Aneuploidy detection is one of the few clinical applications in prenatal testing items using cffDNA.

The principle of non-invasive aneuploidy detection is to extract free DNA by collecting maternal peripheral blood, to obtain the risk rate of fetal "chromosome aneuploidy" using a new generation of high-throughput sequencing technology, combined with bioinformatics analysis. The criteria for the results of this testing are shown in the following formula:

$$\text{Percentage of the only ChrN localization sequences} = \frac{\text{The number of the only ChrN localization sequences}}{\text{The number of all only localization sequences}}$$

$$\text{Z value of ChrN of test sample} = \frac{\text{The percentage of the only ChrN localization sequences of test sample} - \text{The average of the percentage of the only ChrN localization sequences of reference sample}}{\text{The variance of the percentage of the only ChrN localization sequences of reference sample}}$$

It is generally considered that the fetus is normal when Z value is less than 3, and the fetus is trisomy when Z value is larger than 3.

Due to the increasing maturity of the second-generation sequencing technology, such detection can be easily done on many sequencing platforms. In order to adapt to clinical application, we should pay more attention to the quality control, namely, to ensure a real and effective result, so as to avoid false positive and false negative. There are a total of six quality control methods commonly used in clinic.

(1) QC 1: cffDNA concentration

The multiplex SNP method or Y chromosome method can be used to measure cffDNA concentration. Low concentration of fetal DNA may lead to increased risk of false negative. It is usually considered that it is not suitable for non-invasive antenatal examination when fetal DNA concentration is lower than 4%.

(2) QC 2: Fragment screening

The main significance of fragment screening lies in excluding maternal genomic DNA interference.

(3) QC 3: Determination of the concentration of library

The sequencing data of each sample measured by q-PCR method complies with quality control standards.

(4) QC 4: Data quality standard

(5) QC 5: Multiple data normalization method

(6) QC 6: Segmented results judgment

QC 4, 5, and 6 can be automatically determined by the software.

Such a method of prenatal diagnosis is suitable for all single/twin pregnant women who hope to conduct prenatal screening for chromosome aneuploidy, especially for the elderly pregnant women aged over 35 and pregnant women who refuse to do amniocentesis or have amniocentesis contraindications. However, if the pregnant woman is a patient with "chromosome aneuploidy" or the pregnant woman has three and above fetuses, then it is not suitable to do this testing.

Up to now, using this method we have completed 10 075 cases of clinical sample detection, with 8800 follow-up cases. Both the high-risk sensitivity and low-risk specificity reached 100%.

3. Exploration of Non-invasive Fetal Chromosomal Microdeletion/Duplication Detection Methodology

Fetus' "chromosome aneuploidy" abnormality can easily be identified using molecular diagnostic techniques, but it may significantly increase the difficulties of the diagnosis. Here, we propose a methodology for this problem.

(1) Establishment of reference database

2000 maternal plasma samples enrolled in the *PNAS* article experiments, which were determined with no fetal chromosomal disorders through follow-up visit after birth, were selected and used to develop the reference database for each chromosome fragment.

(2) Establishment of the maternal peripheral blood model of abnormal fetus

The adults genomic DNA with unbalanced chromosome structural abnormalities which were already known were selected, fragmented and proportionally mixed into genomic DNA after normal fragmentation, to simulate the concentration and content of fetal DNA in maternal peripheral blood with different gestational ages, and compare the accuracy rate under different concentrations and different sequencing throughputs.

After complete optimization of the reaction conditions, we drew the following conclusions.

10% of > 5 Mb chromosomal abnormalities can be detected with 3M sequencing depth;

All of > 1 Mb chromosomal abnormalities can be detected with 10M sequencing depth.

(3) Clinical validation

1476 cases of prenatal ultrasound abnormality were conducted interventional prenatal diagnosis and detection of new non-invasive method simultaneously, for comparative study and evaluation of the accuracy of the new method.

The results are as follows.

When the sequencing amount was 3M reads, for abnormalities of over 5 Mb, the sensitivity and specificity were 98.3% and 98.1% respectively.

When the sequencing amount was 10M reads, for abnormalities of over 1 Mb, the sensitivity and specificity were 98.6% and 95.7% respectively.

Therefore, the conclusions are drawn as follows.

(1) The evaluation of cffDNA concentration using non-invasive prenatal test (NIPT) based on the semiconductor sequencing platform is reliable;

(2) The NIPT technology based on the semiconductor sequencing platform can detect chromosomal abnormalities of over 1 Mb;

(3) The NIPT technology based on the semiconductor sequencing platform has the advantages of being safe and economic, providing reliable information for fetal prognosis

evaluation.

4. Application Research on Single-gene Genetic Diseases

After solving the problem of infant chromosome microdeletion/duplication, our goal of the next stage is to detect single-gene genetic diseases using the NIPT technology. For common single-gene genetic diseases such as thalassemia and Kayser's disease, there have already been some basic ideas of detection in literature, but related experiments are still underway. We are looking forward to sharing with you more data at the Molecular Diagnostic Technology Conference in the future.

References

1. Lo YMD, Corbetta N, Chamberlain PF, et al. Presence of fetal DNA in maternal plasma and serum[J]. Lancet, 1997, 350(9076): 485-487.
2. Lo YMD, Tein MSC, Lau TK, et al. Quantitative analysis of fetal DNA in maternal plasma and serum: implications for non-invasive prenatal diagnosis[J]. Am J Hum Genet, 1998, 62(4): 768-775.
3. Li Y, Zimmermann B, Rusterholz C, et al. Size separation of circulatory DNA in maternal plasma permits ready detection of fetal DNA polymorphisms[J]. Clin Chem, 2004, 50(6): 1002-1011.
4. Yin A, Ng EHY, Zhang X, et al. Correlation of maternal plasma total cell-free DNA and fetal DNA levels with short term outcome of first-trimester vaginal bleeding[J]. Hum Reprod, 2007, 22(6): 1736-1743.
5. Chim SSC, Shing TKF, Hung ECW, et al. Detection and characterization of placental microRNAs in maternal plasma [J]. Clin Chem, 2008, 54(3): 482-490.
6. Deng YH, Yin AH, He Q, et al. Non-invasive prenatal diagnosis of trisomy 21 by reverse transcriptase multiplex ligation-dependent probe amplification[J]. Clin Chem Labor Med, 2011, 49(4): 641-646.
7. Yin A, Zhang X, Wu J, et al. Screening significantly hypermethylated genes in fetal tissues compared with maternal blood using a methylated-CpG island recovery assay-based microarray[J]. BMC Med Genomics, 2012, 5(1): 26.
8. Liao C, Yin A, Peng C, et al. Non-invasive prenatal diagnosis of common aneuploidies by semiconductor sequencing [J]. Proc Nat Acad Sci, 2014, 111(20): 7415-7420.

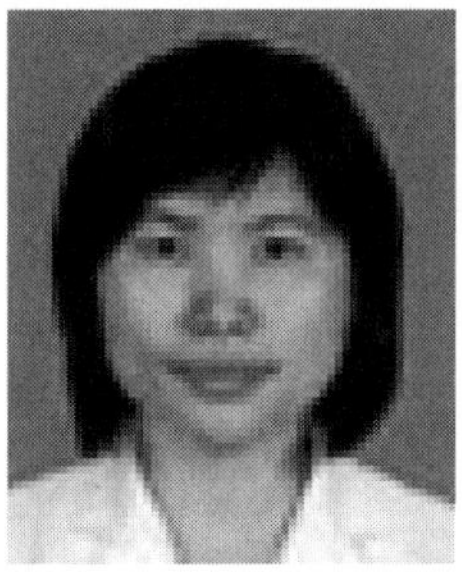

Aihua Yin Director of Birth Defects Prevention and Prenatal Diagnosis Center, Deputy Director of Genetic Metabolic Medicine, Guangdong Women and Children's Hospital.

Report and Interpretation of Molecular Genetic Test Results

Jinming Li

National Center for Clinical Laboratories,
National Health and Family Planning Commission, China

Abstract In laboratory medicine, molecular diagnosis is experiencing rapid development, and often plays a decisive role in diagnosis and treatment of certain diseases. The results of molecular diagnosis need to be analyzed by professional laboratory physicians, and test report also requires a standardized and unified format, for the convenience of accurate information exchanges among laboratory physicians, clinicians and patients. Therefore, this paper presents the basic format of test report for molecular diagnosis, and stresses the importance of laboratory physicians in the whole process of molecular diagnosis.
Keywords Molecular diagnosis; test report; laboratory physician

1. Summary of Molecular Diagnosis and Content and Format of Report on Results

Molecular diagnosis, as the most dynamic field with the fastest development in the entire laboratory medicine, often plays a decisive role in the diagnosis and treatment of diseases. The development of molecular diagnostic testing technology in clinic has the following milestones: (1) Discovery of double helix DNA in 1953; (2) Invention of radioimmunoassay technology in 1963; (3) Invention of recombinant DNA technology and nucleic acid sequencing methods from 1972 to 1977; (4) Invention of PCR technology in 1983; (5) Invention of real-time PCR technology and chip technology from 1991 to 1993; (6) Substantially completed Human Genome Project in 2003; (7)

Invention of a new generation of high-throughput sequencing technology from 2007 to present. Modern diagnostic medicine mainly focuses on the prediction, diagnosis, detection and prognosis of diseases, and has developed a precision medicine program, newborn sequencing project, etc. The molecular diagnostic methods which are usually used in molecular diagnostic medicine include the testing of infectious pathogen nucleic acid, tumor targeted medication for gene mutation, testing of gene mutation for monogenic genetic disease, non-invasive prenatal testing, etc. In addition, the Food and Drug Administration (FDA) of the USA also recommended the genes for detection of some common diseases and their corresponding medications.

A complete process of molecular diagnosis includes: (1) Submission of test application form, sample collection, transport and storage; (2) Internal quality control and external quality assessment; (3) Test report interpretation and clinical application. The third part involves the information communications between clinicians and laboratory personnel. To enable clinicians to understand the meaning of test report and apply it to clinical treatment plays a connecting role in precision medicine. Therefore, the contents and format of testing results need to be standardized.

A complete genetic test report should include at least the following information[1]: (1) a unique number that links the report with a particular patient together; (2) name and contact details of consultant; (3) specific information and detection performance related to the interpretation of testing results; (4) sample type; (5) sample receiving date; (6) name and location of testing laboratory and consulting laboratory; (7) test results; (8) interpretation of the results according to the detection characteristics and information provided for the laboratory; (9) signature of report approver; (10) contact information of laboratory; (11) date of the report; (12) recommended qualified counseling personnel of genetics, significance to family members and further testing suggestions, etc. as appropriate.

In addition to a complete report, physicians often need to make interpretation of test reports and communicate with clinicians. The so-called laboratory physician is a physician who is proficient in the intrinsic relationship among the detection process, the significance of the results and the indicators. For example, as a molecular laboratory physician, he/she should know which signal transduction pathways are associated with the development of tumors; how to provide targeted therapy for diseases and what are the drugs for targeted treatment; what gene polymorphisms (SNP) may affect the ability of drug metabolism.

2. Importance for Accurate Application of Basic Concepts by Laboratory Physicians

The application of basic concepts by laboratory physicians plays an important role in the interpretation of diagnosis. This paper here, taking the chromosome aneuploidy non-invasive prenatal testing (NIPT) as an example, illustrates the importance of application of basic concepts for patients to understand their state of diseases. The NIPT works as follows: Take chromosome 21 as an example, assuming that there are 1000 genome equivalents in the chromosomes of one milliliter maternal peripheral blood, and the maternal chromosome accounts for 900 equivalents, and fetal chromosome 100 equivalents. For pregnant women with normal fetus, the 100 equivalents in fetus include 200 chromosome 21 chromatids, and the 900 equivalents in the mother contain 1800 chromosome 21 chromatids. By adding together, there are a total of 2000 chromosome 21 chromatids. For pregnant women with Trisomy 21 Syndrome, since there is an extra one of chromosome 21 in fetus, the 100 fetal genome equivalents have 300 chromosome 21 chromatids, and the 900 maternal genome equivalents contain 1800 chromosome 21 chromatids. By adding together, there are a total of 2100 chromosome 21 chromatids. According to the principle of mathematical statistics and the results of plasma DNA sequencing, it can be determined whether the pregnant woman is pregnant with 21-trisomy fetus.

At present, the concepts that describe the reliability of results in test reports include false positive rate, false negative rate, positive predictive value and negative predictive value, etc. The false positive rate is false positive number/(true negative number + false positive number), and the positive predictive value is true positive number/(true positive number + false positive number). According to the report in the *New England Journal of Medicine*[2], the positive predictive values obtained through traditional Down's screening methods and NIPT were 3.4% and 80.9% respectively, which means that the reliability of results measured by different ways varies greatly. If patients are not informed of the reliability of results through basic concept interpretation, they may misunderstand their state of illness.

For results report, some laboratories use "positive" or "negative," while some report the aneuploid opportunity, which is to most commonly use "> 99%" for high risk and "< 1/10 000" for low risk. These methods of report may be less useful for obstetricians and patients than positive predictive value or residual risk. In view of the importance of these data in providing patients with accurate and understandable information on the screening test results, the American Congress of Obstetricians and Gynecologists (ACOG) and the Society for Maternal-Fetal Medicine (SMFM) have recommended that all laboratories should present "positive predictive value" and "residual risk value" in each of their reports of the results for aneuploid detection of each chromosome[3].

3. Importance of Laboratory Physicians in Constant Knowledge Update

In test report, in addition to the great importance of basic concept standardization, the constantly knowledge updating of laboratory physicians is also crucial. Here in this paper, gene mutation detection of lung cancer and clinical medication are taken as an example. The acting sites of major targeted drugs for the NSCLC (non-small cell lung cancer) mainly include EGFR, KRAS and EML4-ALK. The EGFR mutation rate is 10% in Western countries, and 50% among Asian population; the incidence is even higher in non-smokers, women and non-mucinous tumor. The exon mutation of EGFR18, 19, 21 is activating mutation, of which deletion mutation of exon 19 and L858R mutation of exon 21 are the most common. EGFR20 exon insertion mutation and T790M point mutation belong to drug-resistant mutation, of which T790M is the most common, and the EGFR mutation is the best predictor for the EGFR-TKIs treatment. KRAS mutation is most common in non-Asian populations, smokers and patients with mucinous adenocarcinoma. KRAS mutation mainly concentrates on codon 12, 13 and 61, which predicts poor survival outcomes of NSCLC patients. Platinum/Vinorelbine or EGFR-TKIs are used for the treatment of drug resistance. If patients clearly suffer from KRAS mutation, therapeutic methods except erlotinib should be considered first. ML4-ALK translocation often occurs in young and (or) more advanced NSCLC patients. The US *National Comprehensive Cancer Network (NCCN) Guidelines* in 2012 clearly proposed that the golden standards of EML4-ALK detection is fluorescence in situ hybridization (FISH), and patients with EML4-ALK translocation demonstrated significant effects by ALK-TKIs treatment. The changes of the *NCCN Guidelines* for the therapeutic regimens of NSCLC in different years are shown in Fig. 1.

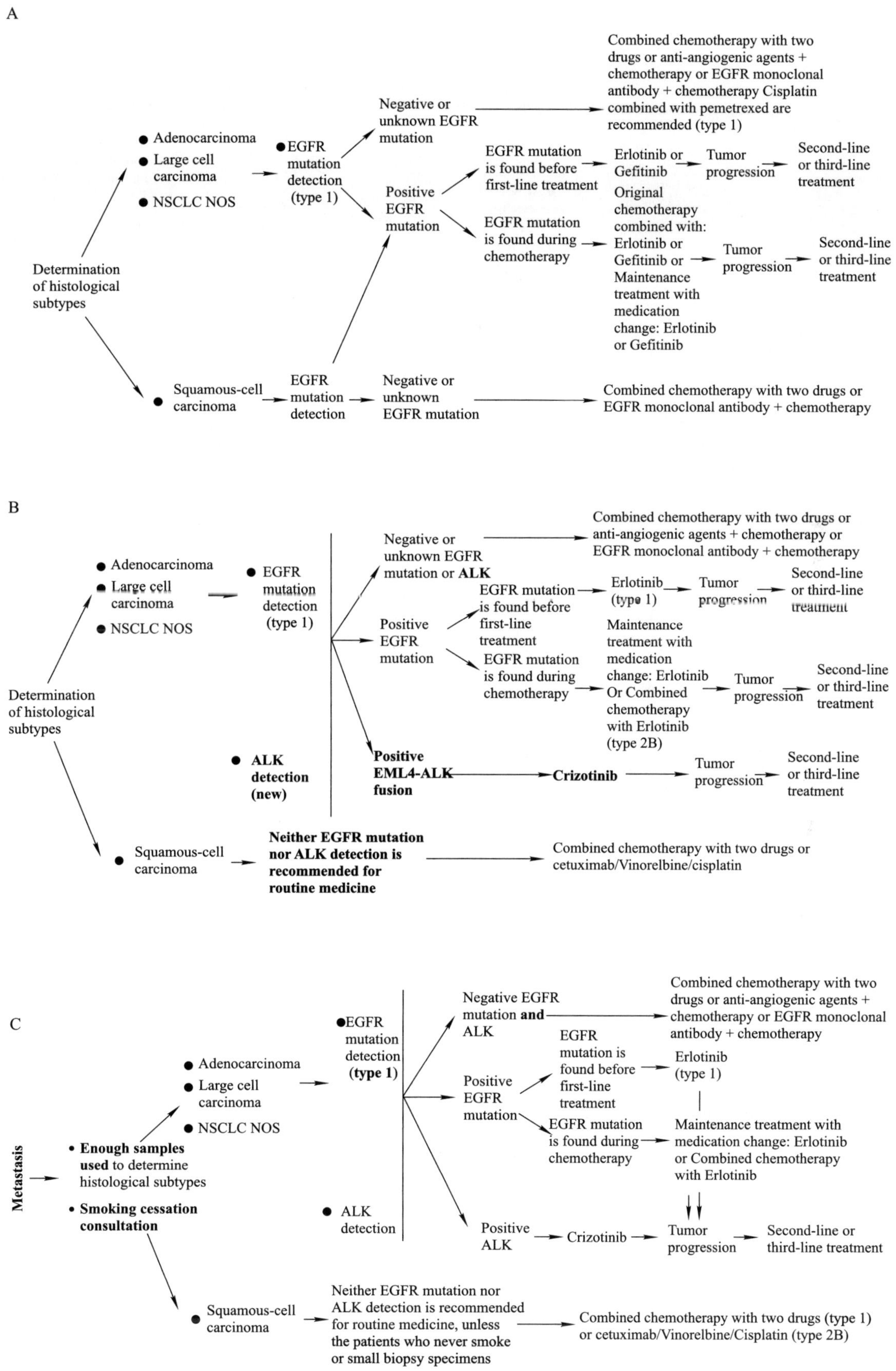
A
Determination of histological subtypes
Adenocarcinoma
Large cell carcinoma
NSCLC NOS
EGFR mutation detection (type 1)
Negative or unknown EGFR mutation
Combined chemotherapy with two drugs or anti-angiogenic agents + chemotherapy or EGFR monoclonal antibody + chemotherapy Cisplatin combined with pemetrexed are recommended (type 1)
Positive EGFR mutation
EGFR mutation is found before first-line treatment
Erlotinib or Gefitinib
Tumor progression
Second-line or third-line treatment
EGFR mutation is found during chemotherapy
Original chemotherapy combined with: Erlotinib or Gefitinib or Maintenance treatment with medication change: Erlotinib or Gefitinib
Tumor progression
Second-line or third-line treatment
Squamous-cell carcinoma
EGFR mutation detection
Negative or unknown EGFR mutation
Combined chemotherapy with two drugs or EGFR monoclonal antibody + chemotherapy
B
Determination of histological subtypes
Adenocarcinoma
Large cell carcinoma
NSCLC NOS
EGFR mutation detection (type 1)
ALK detection (new)
Negative or unknown EGFR mutation or ALK
Combined chemotherapy with two drugs or anti-angiogenic agents + chemotherapy or EGFR monoclonal antibody + chemotherapy
Positive EGFR mutation
EGFR mutation is found before first-line treatment
Erlotinib (type 1)
Tumor progression
Second-line or third-line treatment
EGFR mutation is found during chemotherapy
Maintenance treatment with medication change: Erlotinib Or Combined chemotherapy with Erlotinib (type 2B)
Tumor progression
Second-line or third-line treatment
Positive EML4-ALK fusion
Crizotinib
Tumor progression
Second-line or third-line treatment
Squamous-cell carcinoma
Neither EGFR mutation nor ALK detection is recommended for routine medicine
Combined chemotherapy with two drugs or cetuximab/Vinorelbine/cisplatin
C
Metastasis
Enough samples used to determine histological subtypes
Smoking cessation consultation
Adenocarcinoma
Large cell carcinoma
NSCLC NOS
EGFR mutation detection (type 1)
ALK detection
Negative EGFR mutation and ALK
Combined chemotherapy with two drugs or anti-angiogenic agents + chemotherapy or EGFR monoclonal antibody + chemotherapy
Positive EGFR mutation
EGFR mutation is found before first-line treatment
Erlotinib (type 1)
EGFR mutation is found during chemotherapy
Maintenance treatment with medication change: Erlotinib or Combined chemotherapy with Erlotinib
Positive ALK
Crizotinib
Tumor progression
Second-line or third-line treatment
Squamous-cell carcinoma
Neither EGFR mutation nor ALK detection is recommended for routine medicine, unless the patients who never smoke or small biopsy specimens
Combined chemotherapy with two drugs (type 1) or cetuximab/Vinorelbine/Cisplatin (type 2B)

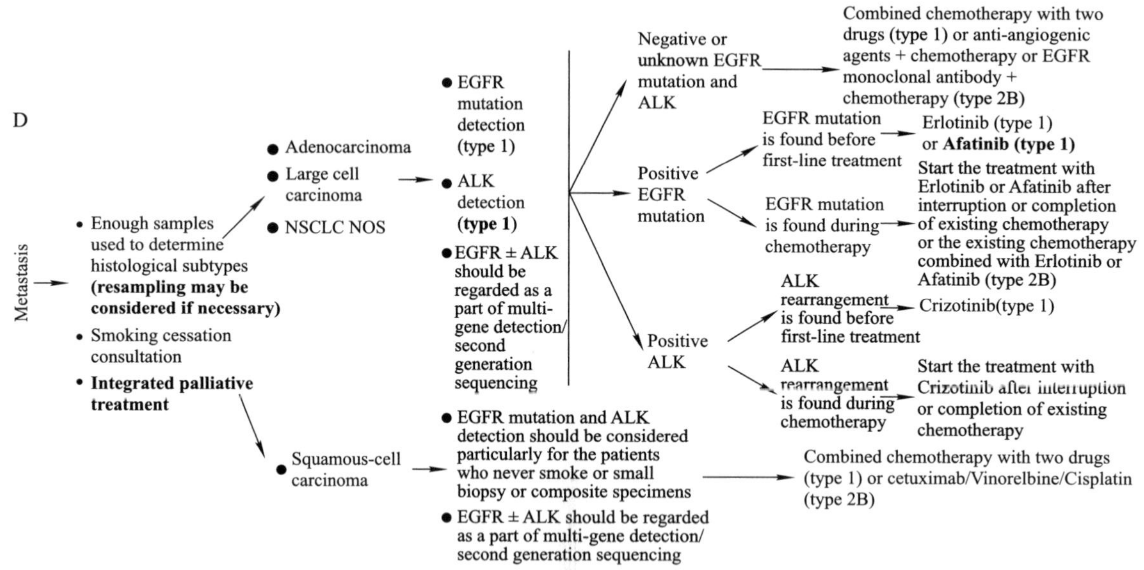

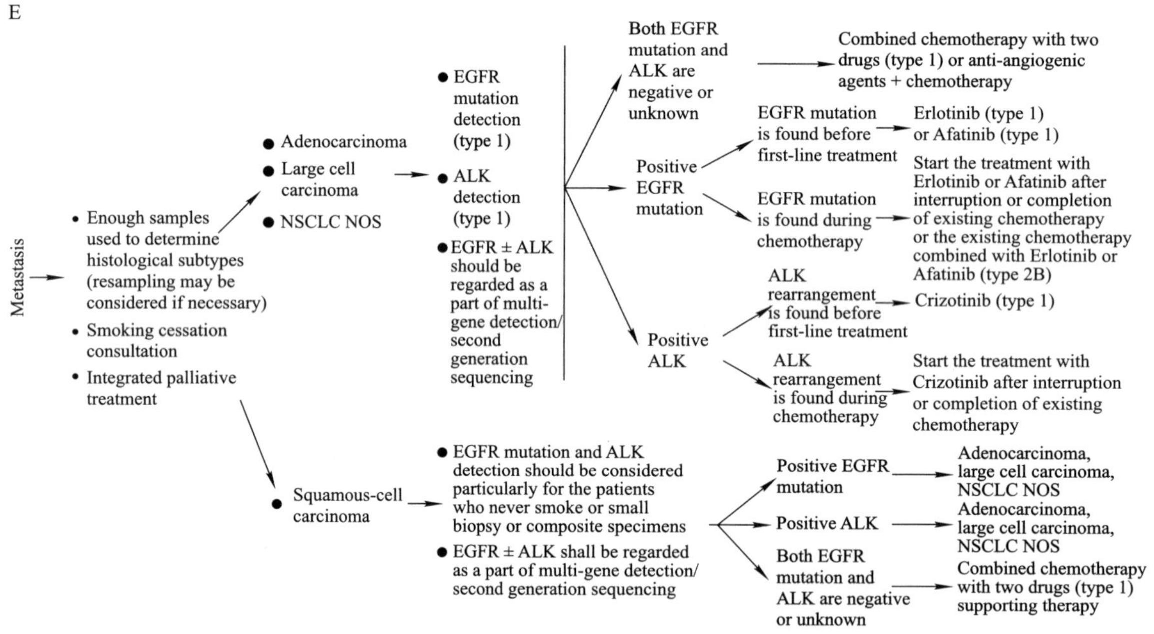

Fig.1 Changes of therapeutic approaches of *NCCN Guideline* on NSCLC in different years (The parts in black are improved therapeutic approaches)

A, 2011 Edition; B, 2012 Edition; C, 2013 Edition; D, 2014 Edition; E, 2015 Edition

NCCN, US National Comprehensive Cancer Network; NSCLC, non-small cell lung cancer

As can be seen, the NCCN treatment of NSCLC is optimized annually, so only by continuously updating their knowledge, can laboratory physicians make accurate treatment plans.

4. Role of Laboratory Physicians in Clinical Molecular Detection

Laboratory physicians play a connecting role in the whole field of molecular diagnosis. They should take the initiative to recommend new molecular test items to clinicians in a timely manner, and indicate their significance in the diagnosis and treatment of specific diseases. In addition, laboratory physicians should also show a particular specialist physician a diagnosis and treatment path about how to make an application list (e.g. priority items for limited sample amount); collection, transport and storage of samples; relations between results and medication; further testing processes at the time of drug resistance or poor drug effects.

5. Summary

Overall, China's molecular diagnosis industry system is still in the stage of gradual improvement. A professional laboratory physician and a standardized test report have a positive effect on the diagnosis and treatment of diseases. So China's molecular diagnosis industry needs to be gradually standardized in the future, and laboratory physicians should also actively improve their professionalism to promote the vigorous development of molecular diagnosis in China.

References

1. Dequeker E, Chen B. MM20-A: Quality Management for Molecular Genetic Testing; Approved Guideline(S). CLSI, 2012.
2. Cheung SW, Patel A, Leung TY. Accurate description of DNA-based noninvasive prenatal screening(J). New Engl J Med, 2015, 372(17): 1675-1676.
3. American College of Obstetricians and Gynecologists. Committee Opinion No.640. Cell-free DNA screening for fetal aneuploidy(J). Obstet Gynecol, 2015, 126: e31-37.

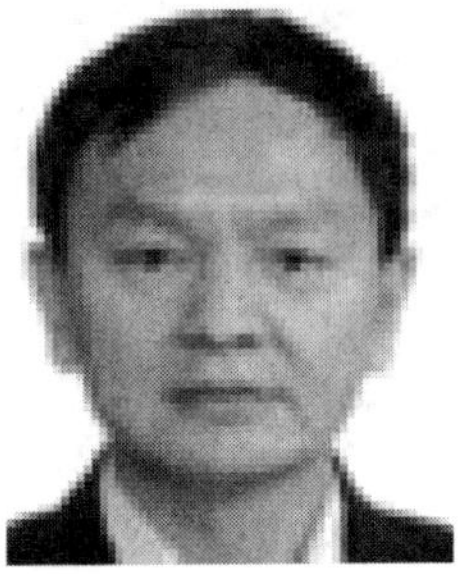

Jinming Li Professor, Deputy Director of Clinical Laboratories, member of Personalized Medical Detection Expert Committee, National Health and Family Planning Commission; Ph. D supervisor of Chinese Academy of Medical Sciences & Peking Union Medical College.

Prof. Li is responsible for the quality evaluation work of infectious diseases and clinical immunology and autoantibody immune PCR testing laboratory between hospitals and blood laboratories throughout China.

Targeted Colon Cancer Stem Cell: Is It the Best Model of Overall Translational Medicine?

Huiguo Lin (Edward H.Lin)

University of Washington School of Medicine, USA

Abstract The treatment of colorectal cancer is costly in chemotherapy drugs, but the cure rate is very low in its later period. Recently, many countries have begun to study precision medicine, which aims to combine existing research findings with clinical application well, but it might still cannot get the ideal results. Over the past decade, the ADAPT method has achieved good results in the treatment of colorectal cancer by activating and killing cancer stem cells, prolonging the median survival of patients to about 90 months and lowering toxicity. Nevertheless, this pattern of diagnosis and treatment in later period still cannot cure all patients. For colorectal cancer, priority should be given to prevention, and the P4 medicine model should become the direction of development in the future.
Keywords Colorectal cancer; precision medicine; ADAPT method; P4 medicine

1. Overview of Colorectal Cancer Treatment and Markers

At present, the cancer situation is not optimistic in China where cancer deaths account for 1/4 of the world, the incidence shows a younger tendency, and most of the cancers have entered middle and advanced stage when the disease is diagnosed. In China, about six people are diagnosed with cancer and five die from cancer every minute. Obviously, China has become the worst-hit country of cancer. There are around one million cases of colorectal cancer each year all over the world, and half of the patients are expected to die from this disease. In major metropolises in China, the incidence of colorectal cancer has also jumped several times, and this trend will be accelerated in the coming decades.

Over the past 50 years, the 5-year survival rate of phase IV colorectal cancer has increased from 4% to 8%. Currently, the cost of new chemotherapy drugs is at least US $250 000 each year in the United States, so it is clear that the spending is not sustainable; however, the cure rate is still low. The US Food and Drug Administration (FDA) has approved 10 drugs for the treatment of colorectal cancer over the past half a century and 5-fluorouracil was approved to be applied in clinic in the late 1950s. For years, although other new drugs have been developed and approved for clinical application, they are rarely used in practical situation, because the drugs cannot improve the efficacy. Therefore, 5-fluorouracil is still an irreplaceable drug. It indicates our approach of research may be problematic.

In the treatment of colorectal cancer, the cure rate is as high as 80%—95% for phase I and phase II, and 30%—70% for phase III. The five-year survival rate of phase IV colorectal cancer is only 10%, and the first-line treatment usually takes 24—29 months. After the end of first-line treatment, if the patient is still alive, then the second-line treatment is started, which can also make the patient survive for about 10—12 months. After the end of second-line treatment, if the patient is still alive, then the third-line treatment is launched, which can make the patient survive for about 7—9 months. In general, the median survival time of phase IV colorectal cancer is only 29 months, that is, the patient can continue to survive for about 29 months. For the patients with liver metastases, only 0.5% patients' median survival time can reach 72 months, that is, there are only two dozens of patients able to reach the time period among thousands of patients with liver metastases each year.

Over the years, many articles have reported different biomarkers, but only the Ras gene is really applied clinically. Targeted EGFR drugs have poor efficacy in patients with Ras mutation, so it can serve as a basis for choosing targeted EGFR drugs. However, there are no biomarkers for targeted VEGR drugs. So in terms of markers, there is much more research need to be done.

Gene detection has been widely used in cancer treatment in recent years, which has achieved a number of results. However, only a few genes like PIK3CA gene and KRAS gene have truly meaningful results. Clinicians often feel helpless in face of the majority of the results. At the same time, less high frequency target genes also mean a lot of screening work, for example, if the frequency of a marker is only 5%, it is necessary to screen 400 patients in clinical practice in order to obtain more reliable results. In terms of the precision medicine for colorectal cancer, Britain has begun a clinical study called "FOCUS 4," which connects the research of existing biomarkers with application of drugs. The United States also launched a study named "Match Trials," which recruited a total of 3000 patients in clinical trials with over 20 individualized drugs. In addition, China also carried out research on precision medicine.

The results that might be obtained in these studies on precision medicine are that there are only incremental improvements in the survival rate, which is unlikely to be a revolutionary breakthrough. It is hard to make genes correspond with drugs completely, and it is practically impossible to find the next Gleevec for treatment of solid tumors by this means. These studies cannot solve the problem of combined drug therapy and rapid mutation of tumor gene, and may bring unexpected toxicity, accelerate the patient's death and affect treatment outcomes at the same time.

2. More Than Ten Years of Evolution of ADAPT Therapy and Its Biomarkers —Is It a Good Model of Overall Translational Medicine?

Bone marrow hematopoietic stem cells (HSCs) are the key to a lifelong generation of blood cells. The stem cells are divided infrequently, but blood cells update every few weeks, indicating that the HSCs often enter and exit the cell cycle. The HSCs of dormant rats are divided only five times in lifetime, which, however, plays an important role in its long-term self-renewal capacity. At the time of bone marrow damaged or being stimulated externally, dormant HSCs will be activated and re-establish dynamic equilibrium, and then the activated HSCs will return to a dormant state[1].

The conditions of tumor stem cells are the same as those of normal stem cells. 5-fluorouracil, as an effective chemotherapy drug, can quickly kill cells in rapid proliferation, but is ineffective to dormant stem cells [1,2]. In cancer therapy, 5-fluorouracil can kill most of the tumor cells, but once the remaining tumor stem cells are activated in the subsequent development process, they will often bring severe consequences.

After years of research, CD133, CD44 and CD24 positive cells are commonly used to isolate tumor stem cells [3-5], which are resistant to 5-fluorouracil indeed. Finally, an article concluded debates on cancer stem cells, which summed up the previous studies, and pointed out that the treatment of tumor stem cells will be a promising therapeutic method[6].

In normal chemotherapy, it is usually given medicines biweekly clinically, but the cell cycle of tumor stem cells is very long, so it is very difficult to have good results. The ADAPT method, a therapy that activates tumor stem cells from dormancy and targets these cells, can eliminate tumor stem cells in the treatment of metastatic colorectal cancer so as to improve clinical outcomes.

We are carrying out phase II clinical trials of the ADAPT method in the United States (n = 43), in which the tumor markers of all patients are normalized, with a two-year survival rate of about 80%.

In the ADAPT therapeutic method, the combination of capecitabine with celecoxib can increase the complete remission rate of colorectal cancer patients to 40% and improve the median survival time to about 90 months. The combination of capecitabine with bevacizumab can ensure a median survival time of about 40 months, but the use of capecitabine alone only can ensure about 30 months. We applied for a patent on this approach, and now, the two drugs have been combined into a single pill. During the experiment, we also found that the combined use can reduce toxicity, the incidence of hand-foot syndrome[7] and heart disease[8,9], and maintain normal drug metabolism. Studies on the mechanism show that celecoxib can reduce the expression of CD133 [10], and 5-fluorouracil is non-specific. On stem cells-related pathways, the two drugs also play different roles.

In addition, we have also conducted CD133mRNA detection, in which a marker can be used to predict the recurrence of colorectal cancer and can also serve as a warning for the ADAPT method. The detection, which has been verified by testing over 1000 patients with colorectal cancer in Asia (Japan), the United States and Europe, is embarking on a commercial road.

3. P4 Medicine and the Treatment and Prevention of Colorectal Cancer

The traditional medical model is a model of a large group for unified medical treatment, with all involved being "large hospital," "serious illness treatment" and multinational pharmaceutical companies, which results in all losers of patient, family, insurance, society and doctor. The mode of diagnosis and treatment in late period is costly. Take colorectal cancer as an example, although the ADAPT method has a good effect on the treatment of advanced colorectal cancer, there are still 30% of patients unable to be cured, who can only be treated using other ways. Here, P4 medicine can change this situation. P4 medicine refers to a predictive, preventive, personalized and participatory medicine, which will become a medical model in the future. For colorectal cancer, priority should be given to prevention.

In the prevention of colorectal cancer, people should stay away from bad habits such as smoking, drinking and poor diet, and pay attention to developing good eating and living habits before 50 years old, because many patients also have an onset at a young age even without a family history. Like the dash board on a plane, we should not proceed to repair it only when the dash board goes wrong, but keep our eyes on protecting it in peacetime.

In 2013, the total value of the global health care industry is US $3.4 trillion, and that of the medical industry is US $20 trillion. Why does such a big total value still not achieve desired results? The reason lies in independence between the two industries. I hope the mode of P4 medicine will better address this issue in the future.

References

1. Wilson A, Laurenti E, Oser G, et al. Hematopoietic stem cells reversibly switch from dormancy to self-renewal during homeostasis and repair[J]. Cell, 2008, 135(6): 1118–1129.
2. Essers MG, Offner S, Blanco-Bose WE, et al. IFNα activates dormant haematopoietic stem cells in vivo[J]. Nature, 2009, 458, 904–908.
3. Singh SK, Hawkins C, Clarke ID, et al. Identification of human brain tumour initiating cells[J]. Nature, 2004, 432, 396–401.
4. O'Brien CA, Pollett A, Gallinger S, et al. A human colon cancer cell capable of initiating tumour growth in immunodeficient mice[J]. Nature, 2007, 445: 106–110.
5. Li C, Heidt DG, Dalerb P, et al. Identification of pancreatic cancer stem cells[J]. Cancer Res, 2007, 67(3): 1030–1037.
6. Gilbertson RJ, Graham TA. Cancer: resolving the stem-cell debate[J]. Nature, 2012, 488: 462–463.
7. Lin EH, Curley SA, Crane CC, et al. Retrospective study of capecitabine and celecoxib in metastatic colorectal cancer: potential benefits and COX-2 as the common mediator in pain, toxicities and survival[J]. Am J Clin Oncol, 2006, 29(3): 232–239.
8. Strand V, Hochberg MC. The risk of cardiovascular thrombotic events with selective cyclooxygenase-2 inhibitors[J]. Arthr Care Res, 2002, 47(4): 349–355.
9. White WB, Faich G, Whelton A, et al. Comparison of thromboembolic events in patients treated with celecoxib, a cyclooxygenase-2 specific inhibitor, versus Ibuprofen or diclofenac[J]. Am J Cardiol, 2002, 89(4): 425–430.
10. Deng Y, Su Q, Mo J, et al. Celecoxib downregulates CD133 expression through inhibition of the Wnt signaling pathway in colon cancer cells[J]. Cancer Invest, 2013, 31(2): 97–102.

后　记

科学技术是第一生产力。纵观历史，人类文明的每一次进步都是由重大的科学发现与技术革命所引领和支撑的。进入21世纪，科学技术日益成为经济社会发展的主要驱动力。我们国家的发展必须以科学发展为主题，以加快转变经济发展方式为主线。而实现科学发展、加快转变经济发展方式，最根本的是要依靠科技的力量，最关键的是要大幅提高自主创新能力，要推动我国经济社会发展尽快走上创新驱动的轨道。党的十八大报告指出，科技创新是提高社会生产力和综合国力的重要支撑，必须摆在国家发展全局的核心位置，要实施"创新驱动发展战略"。

面对未来发展的重任，中国工程院将进一步发挥院士作用，邀请世界顶级专家参与，共同以国际视野和战略思维开展学术交流与研讨，为国家战略决策提供科学思想和系统方案，以科学咨询支持科学决策，以科学决策引领科学发展。

只有高瞻远瞩，才能统筹协调、突出重点地建设好国家创新体系。中国工程院历来高度重视中长期工程科技发展战略研究，通过对未来20年及至更长远的工程科技发展前景进行展望与规划，做好顶层设计，推动我国经济社会发展尽快走上创新驱动的轨道。

自2011年起，中国工程院开始举办一系列国际工程科技发展战略高端论坛，旨在为相关领域的中外顶级专家搭建高水平高层次的国际交流平台，通过开展宏观性、战略性、前瞻性的研究，进一步认识和把握工程科技发展的客观规律，从而更好地引领未来工程科技的发展。

中国工程院学术与出版委员会将国际工程科技发展战略高端论坛的专家报告汇编出版。仅以此编之作聚百家之智，汇学术前沿之观点，为人类工程科技发展贡献一份力量。

中国工程院

郑重声明

反盗版举报电话 （010）58581999　58582371　58582488

反盗版举报传真 （010）82086060

反盗版举报邮箱 dd@ hep.com.cn

通信地址 北京市西城区德外大街4号
高等教育出版社法律事务与版权管理部

邮政编码 100120